看護のための
スラスラわかる
薬のメカニズム

監修 鈴木正彦
埼玉医科大学保健医療学部客員教授

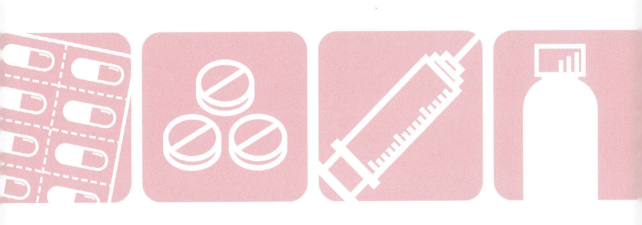

サイオ出版

# ●●● はじめに ●●●

　皆さん方が体調を崩し病院にかかった時のことを考えてみてください。検査、診察のあと、ほとんどの場合に薬が処方されます。このことからもわかるように、現代の医療では病気の治療のために薬物療法が重要な役割を果たしていることは、疑いの余地がありません。そのため、医療関係者にとって薬の知識は必須のものとなっています。しかし、その一方で、（公財）日本医療機能評価機構のまとめた2018年の全国652施設のヒヤリ・ハット事例のうち、薬によるものが37.9%（11,770件）を占め、事例の一位になっています。つまり、医療関係者は薬のより正しい知識を身につけることが求められます。

　しかしながら、薬理学は勉強する学生の苦手な科目の1つにあげられています。薬の種類が多く、カタカナ表記であること、薬の作用を理解するために、生化学や生理学などの知識が必要になってくることなどが関係していると思われます。

薬の正しい知識が必要なことはわかっているが、とっつきにくい、理解しにくい、覚えることが多すぎるという方に、まず手始めに読む本としての形態を考え、本書のような形になりました。第1部で「薬とは何？」ということを解説し、第2部で「それぞれの薬」を説明しています。取り上げた薬は代表的なものだけです。

　本書で薬理学の概要を理解し、臨床実習等でわからない薬がでてきたら、医薬品集や詳しく説明した薬理学の成書を調べてください。参考図書を巻末に記載しましたので、利用してください。基本的な内容は本書で理解していますので、一見難解な本の内容がすいすいと頭に入ってくるはずです。そのようにして知識を増やし、その成果をぜひ医療の現場で活かしてください。


2019年7月

　　　　　埼玉医科大学保健医療学部客員教授　　　　　　　　　　　鈴　木　正　彦

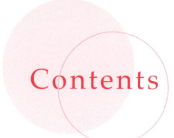

# Contents

はじめに ……………………………………………………………………………… 3

## 第1部 薬とは何かを理解する

### Chapter 1　薬って何だろう …………………………………… 8
古代からあった「薬」／19世紀に誕生した近代薬理学／医薬品医療機器等法で定められた医薬品／医薬品として許可されているのは約2万3000種類／毒薬と劇薬／薬の使用目的は4つ／医薬品とは、物質＋情報である／やっかいな薬の名前

### Chapter 2　薬はどうして効くの？ ………………………… 14
薬は生体の生理機構を利用する／神経系、内分泌系、免疫系の働き／薬物が受容体と結合して反応が始まる／ストライカー（作動薬）とゴールキーパー（拮抗薬）

### Chapter 3　薬はどんな一生をたどる？ …………………… 20
薬の運命も基本的には食べ物と同じ／薬の運命の分かれ道〜結合型と遊離型〜／生体に備わった薬物の関門／薬物代謝とは？／役目を終えた薬の行方／体内から薬が消えるまで

### Chapter 4　薬の効き方を左右する要因 …………………… 26
適正な用量とは？／子どもの薬の量はどうやって計算する？／限界量を超えると、薬は毒にもなる／薬の形と吸収スピード／薬によって注射する部位は違う／薬を飲むタイミング

### Chapter 5　相互作用と副作用 ………………………………… 36
薬の組み合わせによって効き方は違う／協力したり、反発したりする薬／相互作用が現れるポイント／相互作用を防ぐ方法は？

### Chapter 6　薬に有害作用とアレルギー …………………… 44
薬には必ず副作用がある／有害作用とは何か／薬物アレルギーが起こる機序／薬物依存とは、どういう状態を指すか

## 第2部　それぞれの薬を理解する

### Chapter 1　中枢神経に作用する薬 ･･････････････････････････････ 48

神経系の分類と呼び方／中枢神経系の働き／中枢神経系の情報伝達／向精神薬とは何か／正常な細胞に働き、異常な細胞の興奮をシャットアウトする抗てんかん薬／ドパミンを捕充する抗パーキンソン薬／痛みをとる薬～全身麻酔と鎮痛薬～／全身麻酔薬とは？／全身麻酔の種類／麻酔前投与とは？／麻酔性鎮痛薬とは？／そのほかの鎮痛薬

### Chapter 2　末梢神経系に作用する薬 ･･･････････････････････････ 70

情報を伝える末梢神経系の働き／交感神経と副交感神経が拮抗して支配する自律神経／キーワードは「アセチルコリン」／コリン作動薬や抗コリン薬が使用されるケース／「ノルアドレナリン」の放出／アドレナリン作動薬の使い方／抗アドレナリン薬の使い方／そのほかの遮断薬～ニューロン遮断薬～／骨格筋を支配する体性神経（運動神経）／筋肉を弛緩させる薬／局所麻酔／様々な局所麻酔

### Chapter 3　心臓・血管に作用する薬 ･･･････････････････････････ 83

24時間休みなく働き続ける心臓というポンプ／心筋に作用するジギタリス／ジギタリスの副作用／そのほかの強心薬／狭心症とは何か／狭心症の薬／不整脈とは何か／不整脈の薬／不整脈を抑える薬の分類／高血圧とは何か／血圧が上がる仕組み／血圧を下げる薬／脂質異常症とは何か／脂質異常症の薬

### Chapter 4　血液に関係する薬 ･･･････････････････････････････････ 98

血液の成分とは？／貧血とは何か／貧血の薬／白血球の異常とその薬／出血を止める薬／血液が固まらないようにする薬

### Chapter 5　呼吸器に作用する薬 ･･･････････････････････････････ 105

空気も基本的には「異物」である／咳を止める薬／痰をとる薬／喘息とその薬

### Chapter 6　消化器に作用する薬 …………………………………………… 109
消化性潰瘍とは？／胃への攻撃を弱める薬／胃の防御を強くする薬／腸の運動と排便の仕組み／便秘が起こるメカニズム／便秘を止める薬の種類／下痢が起こるメカニズム／下痢を止める薬の種類

### Chapter 7　物質代謝に作用する薬 …………………………………………… 118
生体に必要な栄養素／糖質代謝のコントロールが効かない～糖尿病～／2つある糖尿病のタイプと治療薬／生体の基礎代謝を調節する甲状腺ホルモン／2つある甲状腺ホルモンの異常／甲状腺機能亢進症の薬／甲状腺機能低下症の薬／骨を作るメカニズム／カルシウムの代謝異常～骨粗鬆症～／ビタミンの働き

### Chapter 8　化学療法薬 ………………………………………………………… 130
抗生物質の発見と化学療法／抗菌作用の仕組み／主な抗生物質とその適応／癌とは何か／細胞増殖標的型抗癌薬／それぞれの抗癌剤と作用する仕組み／分子標的薬／免疫抑制阻害薬

### Chapter 9　アレルギーおよび炎症に関する薬 ……………………………… 140
免疫反応とアレルギー／ヒスタミンを抑える薬とその仕組み／炎症とは何か／炎症を抑える薬のタイプ／ステロイド性抗炎症薬／非ステロイド性抗炎症薬（NSAIDs）の種類

参考文献 ………………………………………………………………………………… 148

索引 ……………………………………………………………………………………… 149

第 1 部

# 薬とは何かを
# 理解する

# ① 薬って何だろう

## 古代からあった「薬」

　人類は古代から、傷や病を癒すために、自然界にある様々な植物（草の根や木の皮など）を薬として使用してきました。漢字の薬という字を見てください。くさかんむりに「楽（らく）」と書きますね。身体を癒し、楽にしてくれる植物を、薬と呼んだのです。

　人類史上、薬に関する最古の記録は、紀元前3000年ごろ、エジプトのチグリス・ユーフラテス川流域にメソポタミア文明を築いた、シュメール人によるものです。当時の粘土板には、ヤナギやモミ、洋ナシなど約10種類の植物を、薬として用いたことが記されています。

　しかし、当時の薬には、その有効性や安全性が疑わしいものもたくさん含まれていました。病はまだ、「体の中に悪魔が宿ることによって起きる」と考えられていたため、薬は主に、体内に潜んだ悪魔を追い払うためのものでした。

　悪魔を追い出すためにしばしば、悪魔も驚くほど臭いものや苦いもの、気味の悪いものが薬として使用されました。患者に、動物の糞や腐った動物の脂、銅の化合物などを飲ませて吐かせたり、下痢をさせたりしたのも、そのためです。

## 19世紀に誕生した近代薬理学

　薬草の効果を初めて科学的な方法で確認したのは、イギリスの医師、ウィリアム・ウィザリングです。彼は、ジギタリスという植物の葉に強い利尿作用があることに気がつき、それが浮腫の治療に役立つことを発表しました。これをきっかけに、多くの医師がそれまで薬として使用されていた植物や動物の内臓、または分泌物などを次々に調べ、その科学的な効果が研究されるようになります。

　19世紀に入ると、化学が飛躍的に発展します。ドイツの薬剤師、フリードリッヒ・ゼルチュルナーが、アヘンから薬効成分のモルヒネを抽出（単離）することに成功したのです。これにより、「薬効の正体はすべて化学物質である」ということが分かり、それらを使った合成薬品も開発されるようになりました。

　そして、オスワルド・シュミーデベルグが多くの薬の作用を実験に基づいて検討し、1883年、その成果をまとめた本の中で初めて薬

---

**Note**

### ジギタリス

中世期の初めには薬として用いられていた。1785年に、ウィリアム・ウィザリングが「浮腫およびその他の病気に関するジギタリスとその実際的な変動についての評価」という論文を発表し、その薬効が科学的に評価された。現在は、強心薬として使用されている。ジギタリスはヨーロッパ原産だが、日本でも薬草として栽培されていた。現在は鑑賞用として一般家庭の庭にも植えられている

---

**Note**

### アヘン

麻薬の一種。ケシ（芥子）の実から生産される。アヘンは、英語名 opium の中国語の音訳である阿片（a piàn アーピェン）を日本語読みしたもの。江戸時代には阿芙蓉（あふよう）と呼ばれた。アヘンは古くからその存在が知られており、紀元前1600年ごろに古代エジプトにおいてアヘンが製造されていたという記録が残されている。中国で清の時代に英国から密輸入されて蔓延し、アヘン戦争の引き金になった

理学という言葉を使用しました。

## 医薬品医療機器等法で定められた医薬品

　古くから存在する薬ですが、現代ではもちろん、その効能や有効性について厳しくチェックされ、一定の基準を満たしたものだけが、薬として使用されています。

　医療現場で「薬」として使用されるのは、医薬品医療機器等法で医薬品と定められたものだけです。医薬品とは、病気の予防や診断、治療を目的として使用される薬物のこと。成分や用法・用量、効能・効果、副作用について、細かく調べられ、厚生労働大臣によってその有効性や安全性が認められています。

　医薬品は大きく、病院などで処方される医療用医薬品と、薬局などで購入できる「一般用医薬品」（大衆薬）に分けられます。医療用医薬品を使うには医師の処方せんが必要ですが、一般用医薬品の購入に、処方せんはいりません。

　薬のなかには、その字のごとく、「飲んだら楽（たの）しくなるもの」、すなわち麻薬や大麻などもあります。これらは麻薬及び向精神薬取締法や覚醒剤取締法、大麻取締法などにより、厳しく規制されています。

### ポイント
- 麻薬の搬送：看護師は OK。看護助手は麻薬を扱えない
- 麻薬事故：破損・紛失は麻薬事故にあたる。麻薬事故は都道府県知事に届けなければならない

## 医薬品として許可されているのは約2万3000種類

　2019年現在、日本で医薬品として許可されている薬は、およそ1万8000種類に上ります。使用されている薬の95％は、20世紀後半に開発されたものです。

　日本で使用されている主な薬は、「日本薬局方（にほんやっきょくほう）」に明示されています。日本薬局方とは、医薬品の品質や純度に関して定めた規格書で、5年ごとに改正されます。

### ポイント
- 医薬品医療機器等法：医薬品について定めた法律
- 日本薬局方：医薬品の品質に関する規格書

---

### Note
**医薬品医療機器等法で定める薬物**

**医薬品**：人の病気の診断・治療・予防を目的とする

**医薬部外品**：人の病気の予防だけを目的とする。作用が緩和なもの

**化粧品**：身体を清潔にし、美化し、魅力を増し、容貌を変え、または皮膚もしくは毛髪を健やかに保つために、身体に塗擦・散布などして使用されるもの

**再生医療等製品**：人または動物の細胞に培養等の加工を施したもので再生医療に使用するものや、人の細胞に遺伝子を組み込むなどの加工を行ったもの

**指定薬物**：いわゆる違法ドラッグ、危険ドラッグといわれる薬物

### Note
**処方せん**

医師・歯科医師が、治療のために必要な医薬品を薬剤師に調剤してもらうために書いた指示書。病院だけで使用する院内処方せんと、病院外の薬局で調剤するための院外処方せんがある

## 毒薬と劇薬

　医薬品医療機器等法では、その作用の強さから、医薬品を毒薬、劇薬、普通薬の3つに分けています。毒薬・劇薬は必ず容器にそれと示すラベルが付いており、その保管の仕方や扱い方については、法律で厳しく定められています。

■ 表−1　毒薬、劇薬、普通薬などの表示と保管の仕方

|  | ラベルの表示 | 保　管 |
|---|---|---|
| 毒薬 | 黒地に白枠、白字をもって薬品名と「毒」の表示 | カギをかけた場所<br>他の医薬品と区別 |
| 劇薬 | 白地に赤枠、赤字をもって薬品名と「劇」の表示 | 他の医薬品と区別 |
| 普通薬 | 特定の取り決めなし | 特定の取り決めなし |
| 麻薬 | ㊪の表示 | カギをかけた堅固な設備<br>（麻薬金庫）<br>他の医薬品と区別 |
| 向精神薬 | ⓗの表示 | カギをかけた設備 |

■ 図−1　毒薬・劇薬のラベル

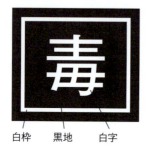
白枠　黒地　白字

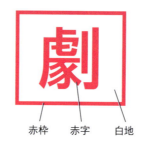
赤枠　赤字　白地

## 薬の使用目的は4つ

　頭が痛い時は頭痛薬、スポーツで足をくじいてしまったら湿布薬というように、私達は日常生活のなかで、様々に薬を使い分けています。いくら薬が便利だと言っても、それらは決して万能ではありません。薬にはそれぞれ、「できること」と「できないこと」があるからです。

　現在のところ、病気の原因になっている物質を取り除けるのは、抗生物質などです。ほかの薬は主に、体がもともと持っている機能を助けたり、熱や痛みを和らげたりするものです。原因を直接叩くのではなく、病気と闘う患者の生理機能を「助け」たり、病気の発現を未然に防ぐものです。

## ポイント

薬物療法の使用目的は4つ

- 原因療法：病気の原因になっているものを取り除く（抗生物質）
- 対症療法：原因は除けないが、不快な症状を抑える（咳止め、解熱剤、降圧剤）
- 補充療法：体に必要な物質を補充する（ホルモンやビタミンなど）
- 予防療法：病気の発現を予防する（ワクチン）

**Note**

### 薬物療法以外の治療方法

**食事療法**：食生活から健康になる

**運動療法**：リハビリなどを通じて機能を回復する

**物理療法**：手術などを通して機能を回復する

**精神療法**：心のケア

# 医薬品とは、物質＋情報である

医薬品は、それだけでは薬とは呼べません。医薬品はただの化学物質です。そこに正しい情報が加わらなければ、薬として十分には機能しないのです。

ある高齢の患者さんから聞いた、笑い話があります。その患者さんは病院で坐薬を処方され、自宅で使おうとしたところ、どうも痛くて入らないと言うのです。「最近の坐薬はそんなに硬いのかなあ」と思って聞いていると、なんと、その患者さんはアルミの包装材ごと坐薬を投与しようとしていました。

事故のリスクは、「まさか」と思うところに潜んでいます。患者には、耳の遠いお年寄りや目の不自由な人、小さな子どももいるでしょう。正確な情報が伝わらないために、坐薬を口から飲んでしまったり、飲むタイミングや量を間違えたりすれば、命取りにもなりかねません。

情報のない「薬（クスリ）」は逆に「リスク」につながることを、肝に銘じてください。患者に接する機会も多く、与薬業務も担うことの多い看護師が、処方される薬について正しい知識を持ち、患者に与薬することは、とても重要なことなのです。

# やっかいな薬の名前

「薬の名前って、カタカナばかりで覚えにくい」「同じ薬なのに、いくつも名前があって、混乱する」――。

薬に関して、そんな感想を抱く人も多いでしょう。それもそのはずです。1つの薬は通常、3つ以上の異なる名前を持っており、ケースバイケースで呼び方が違います。

新しい化合物が発見された時、まず付けられる名前は化学名です。化学名のよい点は、その名を見ればすぐに構造式が浮かぶことです。例えば水。この構造式は$H_2O$であり、化学名は「エイチ・ツー・オー」です。

しかし、臨床現場で薬をいちいち化学名で呼んでいたのでは、あ

**Note**

### 添付文書

添付文書は薬事法で規定されており、いかなる医薬品も使用上、取り扱い上の注意を記載することになっている。添付文書に書かれる内容は、組成・性状、効能・効果、用法・用量、相互作用、副作用など

まりに長ったらしく、実用的ではありません。通常は、化学名ではなく一般名が用いられます。薬理学のテキストで使用されるのも一般名です。

　一般名とは別に、それぞれの製薬会社は、開発した薬に商品名を付けます。商品名には通常、名前の右肩に ® マークが付いています。同じ薬でも、別の製薬会社から発売されている薬の商品名は違うことになります。

　ややこしいと思った時は必ず、その薬の一般名や商品名を確認してみましょう。たくさん薬があって大変だと思ったけれど、AとBは同じ薬だったのか、ということが分かるはずです。

---

## Note
### 添付文書にある用語
- **適応**：薬理作用が効果を示す病態や徴候、あるいは病気のことを指す
- **禁忌**：適応の反対を指す。ある薬物を投与した場合、患者の病態や徴候が悪化する可能性がある場合、その薬剤は禁忌であるという

---

### ポイント

薬には主に3つの名前がある
- 化学名：構造式を表したもの
- 一般名：有効成分を表したもの
- 商品名：製薬会社が付けた名前

---

■ 図－2　プラビックスの例

**抗血小板剤**
プラビックス®錠25mg
プラビックス®錠75mg
**Plavix**
硫酸クロピドグレル製剤

**一般名**：クロピドグレル硫酸塩（clopidogrel sulfate）［JAN］
**化学名**：（＋）‐(S)‐methyl 2‐(2‐chlorophenyl)‐2‐(4, 5, 6, 7 ‐tetrahydrothieno［3, 2‐c］pyridin‐5‐yl）acetate mono‐sulfate
**分子式**：$C_{16}H_{16}ClNO_2S \cdot H_2SO_4$
**分子量**：419.90

### 製剤の性状

| 販売名 | 剤形識別コード | 外形 | | | 性状 |
|---|---|---|---|---|---|
| | | 表 | 裏 | 側面 | |
| プラビックス錠25mg | フィルムコーティング錠 sa25 | 〇 | 〇 | ⬭ | 白色～微黄白色 |
| | | 直径(mm) 6.8 | 重量(mg) 約120 | 厚さ(mm) 3.7 | |
| プラビックス錠75mg | フィルムコーティング錠 sa75 | 〇 | 〇 | ⬭ | 白色～微黄白色 |
| | | 直径(mm) 8.7 | 重量(mg) 約269 | 厚さ(mm) 4.9 | |

### 構造式：

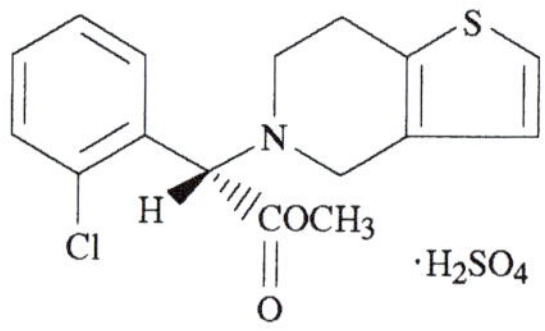

Column

## 「理容師」は「外科医」だった？

古代エジプトでは、宗教的儀式の1つとして、神官や薬学者などが理容の仕事を兼ねていました。「悪魔は頭髪より出入りする」と考えられていたため、悪い精を体から追い出す方法として、髪を切ったり、顔を剃ったりしていたのです。

7～8世紀のヨーロッパでは、「理容外科医」という職業が生まれました。彼らは、理容師の仕事に加え、歯の治療や傷の手当てなど、外科医のような仕事も行っていました。

理容院には、赤・白・青のくるくると回る看板が置いてあります。その由来については諸説ありますが、「理容師」がまだ「外科医」を兼ねていた時代、「瀉血療法」（患者から血を抜く治療法で、頭痛、発熱、めまいなど、多くの症状に対して行われた）で使った赤い棒と白い包帯を、軒先で乾燥していたのがはじまり、という説が有力です。

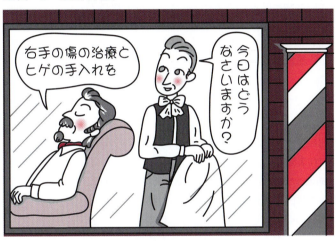

■ 図-3　理容外科医

# 2 薬はどうして効くの？

## 薬は生体の生理機構を利用する

　薬はそもそも、生体にとっては異物です。その異物が体の中に入り、薬として機能するためには、生体内に備わっている生理機構を上手に利用しなければなりません。

　そもそも、私達の体内で起こる生理現象には、多くの化学物質が関与しています。生理現象に化学物質が関与しているならば、それが何らかの理由で正常に機能しない場合もやはり、化学物質を使えばいいのでは。それが、薬物療法の基本的な考え方です。

　薬理学を勉強する前に、必ず知っておいてほしいのは、神経系、内分泌系、免疫系の働きです。これらは、生体の機能を正常に保とうとする、ホメオスタシス（恒常性）に関係しています。そして、ホメオスタシスを可能にする細胞同士の情報交換や連携はすべて、化学物質によって行われます。

　3つの系統には、ある1つの共通した流れがあります。それは、外部からの刺激によって体内環境が変化すると、ある種の化学物質が放出され、それが細胞の受容体と呼ばれる部分に作用して生理的反応が起こる、という流れです。神経系も内分泌系も免疫系も、基本的にはこの流れに沿って機能しています。

> **ポイント**
> - 神経系・内分泌系・免疫系に共通する流れ：
>   刺激・体内の環境変化によって
>   　→化学物質の放出
>   　→受容体と結合
>   　→生理的反応が起こる

### Note 薬理学の範疇
**薬力学**：薬がどのように作用するかを研究
**臨床薬理学**：人体における薬物の効果を研究
**中毒学**：薬の副作用とその処置について研究

### Note ホメオスタシス
ストレスになりうる外界の環境の変化に対し、生体を安定した恒常的状態に保とうとする仕組み。哺乳類の場合、神経・免疫・内分泌（ホルモン）の相互作用によって維持される

■ 図-4　神経系

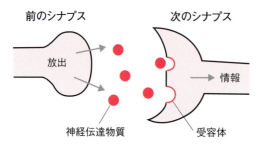

# 神経系、内分泌系、免疫系の働き

　神経系、内分泌系、免疫系の働きをそれぞれ、簡単に振り返ってみましょう。

## ❶ 神経系

　「痛い」「熱い」など、五感による情報はすべて、神経系を通して伝わります。

　神経系を構成する神経細胞（ニューロン）は、体内に張り巡らされた電線のようなものです。1つの神経細胞からは細長い軸索が伸びていて、次の細胞とネットワークを構築しています。

　しかし、細胞と細胞は完全にくっついているわけではありません。細胞同士の間には、ごくわずかな隙間が存在します。この隙間を、シナプスと呼んでいます。シナプスとは、細胞と細胞がコミュニケーションする場です。

　体外から受け取った刺激が感覚器を通して神経細胞に伝わると、活動電位を生じ、電流になって神経細胞を流れます。その電流が軸索の末端に届くと、そこから微量の化学物質が放出されます。これを神経伝達物質と呼びます。神経細胞同士は、この神経伝達物質を使って会話します。

　神経伝達物質を受け取れるのは、それを放出した細胞とシナプスを形成する神経細胞だけです。従って、神経系を流れる情報は通常、一定の方向にしか流れません。

　混線でもしない限り、電話はかけた相手にしか通じませんね。神経系の情報伝達も、電話とよく似ています。

## ❷ 内分泌系

　「血糖値が低すぎる。蓄えておいた脂肪を分解して糖を作れ」「血圧が下がりすぎだ。尿量を減らして血流量を増やせ」──。

　このような指令に関係するのが、内分泌系の役割です。血糖値や血圧、体温など人体の環境を一定に保つ番人と言えるでしょう。

　内分泌系に係わる臓器は、下垂体をはじめ、甲状腺や上皮小体、副腎、松果体、胸腺、膵臓など、人体のあらゆる部分に散っています。

　内分泌系の情報伝達に使用される化学物質は、ホルモンです。ホルモンは、神経系による刺激や、別のホルモンによる指令を受け、特定の細胞から分泌されます。

　内分泌系のコミュニケーションは、まるで会社組織のようです。下垂体からホルモンが分泌されると、それを受けて別の細胞がホルモンを分泌します。下垂体はいわば内分泌系に君臨する社長のようなもの。このように、ほかのホルモンの分泌を促すホルモンを、上位ホルモンと呼んでいます。

---

**Note**

### シナプスでの物質の受け渡し

神経細胞と神経細胞の間にわずかに空いた隙間を、シナプスという。シナプスでは、電気信号として伝わった情報が、神経伝達物質という化学的な情報に変換される

---

**Note**

### 神経系と内分泌系の連携

神経系と内分泌系は共に体内環境を一定に保つために、協力して働く。神経系は速効性があるが持続性はなく、内分泌系はゆっくりと持続的に働く

上位ホルモンの命令は絶対ですが、命令が効きすぎると、血液中のホルモン濃度が高くなりすぎてしまいます。ですから、それをキャッチした下位ホルモンが上位ホルモンに「もういいよ」と知らせる、負のフィードバック機構も備わっています。上意下達ではなく、案外民主的なのも、内分泌系の特徴です。

　ホルモンは血流に乗って運ばれますが、どんな細胞にでも作用するわけではありません。ホルモンは特定の、決まった細胞にしか作用しません。この決まった細胞を、標的細胞と呼びます。

　標的細胞には、ホルモンを受け取る受容体が存在しています。ホルモンと受容体はあらかじめ結ばれた関係にあり、特定のホルモンは、特定の受容体にしか作用しません。正しいパートナー同士でなければ結婚（結合）することはできず、ホルモンが作用することもないのです。

### ❸ 免疫系

　病原菌などの外敵（異物）が体内に侵入してきた時、それと闘って排除しようとする働き。それが、免疫系の持つ主な機能です。

　転んで手足を傷つけてしまった場合、その傷口がじくじくと痛み、放っておくと膿ができたりします。こうした痛みや炎症、膿などの症状は、免疫系の働きによるものです。

　傷口から細菌が侵入しようとすると、それをまず血液中のリンパ球が察知します。そして、一部は血管の外へ出て、細菌を食べてしまいます。

　さらに、残ったリンパ球は化学物質を放出し、ほかのリンパ球に外敵の侵入を知らせたり、助けを求めたりします。彼らのコミュニケーションもやはり、化学物質が媒介しているのです。

　炎症は、リンパ球が細菌と闘っている証拠です。闘い終わると、細菌を食べ尽くしたリンパ球の死骸が、膿になって残ります。

　血液内のリンパ球が相互の連絡に使う化学物質には、オータコイドやサイトカインがあります。炎症部位から産生されるプロスタグランジンや、アレルギー反応の際に放出されるヒスタミンなどが、それにあたります。オータコイドは、局所ホルモンの1つです。

---

**ポイント**

情報伝達を助ける化学物質
- 神経系：神経伝達物質
- 内分泌系：ホルモン
- 免疫系：オータコイド、サイトカイン

---

**Note**

### フィードバック機構

ホルモンに特徴的に備わった機構。あるホルモンの分泌が多すぎて血中濃度が高くなると、それをセンサーがキャッチし、上位ホルモンを分泌している細胞に知らせる。それにより、上位ホルモンの分泌が抑えられる

---

**Note**

### 抗原・抗体反応

生体内に入ってくる異物を総称して抗原と呼ぶ。抗体とは、これら抗原に対して特異的に結合する蛋白質を指す。病原菌など、何らかの異物が生体内に侵入すると、生体はそれに対抗するためにある種の蛋白質を生成する。2度目に同じ異物が体内に侵入してきた場合は、この蛋白質が抗体となって働き、それと結合することで異物が体内で悪さをするのを防ぐ。Aという抗原とそれに対応する抗A抗体は1対1の特異的な関係にあり、1つの抗原に合う抗体は別の抗原には機能しない

■ 表-2　オータコイドの種類

| | |
|---|---|
| ヒスタミン<br>セロトニン | 肥満細胞などに貯蔵される |
| アンギオテンシン<br>ブラジキニン | 通常は前駆体として存在する |
| プロスタグランジン(PG)<br>トロンボキサン<br>ロイコトリエン | 細胞膜を構成する不飽和脂肪酸から合成される |
| インターロイキン<br>インターフェロン<br>腫瘍壊死因子（TNFα） | マクロファージなどが産生する |

## 薬物が受容体と結合して反応が始まる

　生体内を様々な化学物質が駆けめぐることで、細胞同士が情報を交換し、連携して働く様子が分かっていただけたかと思います。

　では、生体内に投与された薬が効くとは、いったいどういうことなのでしょうか。

　薬がその効果を発現するのは、作用点に働いた時です。作用点とは、薬が効く引き金になる部分。多くの場合、細胞の表面もしくは細胞内にある受容体を指します。

　「受容体」とは、ホルモンの説明にもあったように、特定の物質とだけ結合する部位です。結合する物質が薬である場合、これを「薬物受容体」と呼んでいます。

　結合する物質と受容体の関係はよく、鍵と鍵穴にたとえられます。受容体が鍵穴だとすれば、それを開ける鍵（物質）は1つしかありません。薬による生体反応は、成分がこの薬物受容体と結合して初めてスタートします。

　受容体の役割は、単に特定の物質と結びつくだけではありません。「こんな物質とくっつきましたよ」という情報を細胞内に伝え、それによって様々な生理的反応をひき起こします。

**Note**

**薬物受容体**

生体内にもともと存在する受容体のこと。神経伝達物質やホルモン、オータコイドなどの化学物質が結合する部分。細胞表面に存在するものと、細胞内に存在するものがある

■ 図-5　作用薬が受容体に結合して生理反応を起こすまでの一例

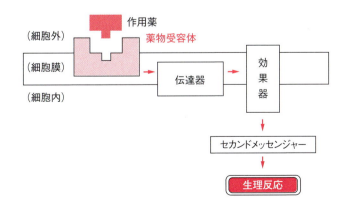

受容体はいわば、細胞外の言葉を細胞内に伝える翻訳機のような
もの。生理機構によっても、薬理作用にとっても、なくてはならな
い存在なのです。

―●ポイント●―

- 薬物による生体反応は、受容体と結合して初めてスタートする

## ストライカー（作動薬）と　ゴールキーパー（拮抗薬）

受容体には本来、神経伝達物質など、生体内で産生された化学
物質が結合するはずです。しかし、何らかの原因でこの伝達物質が
生成されなかったり、少なすぎたりする場合、伝達物質の代わりに
受容体に結合し、生理反応を促す薬があります。これを、作動薬（ア
ゴニスト）と呼んでいます。

気管平滑筋を弛緩させて気道を拡張させるイソプレナリンや、血
糖を下げるインスリン、子宮の収縮を強めて分娩を助けるプロスタ
グランジンなどは、こうした作動薬に分類できます。

一方、特定の受容器と結合はしますが、生理反応を促さない薬も
あります。この薬の狙いは、本来結合するはずの物質の邪魔をし、
生理反応を起こさないようにすることです。これを、拮抗薬（アン
タゴニスト）と呼んでいます。

アレルギー反応を抑える抗ヒスタミン薬や、血圧を抑える$\alpha$遮断
薬などが、これにあたります。

―●ポイント●―

- 作動薬（アゴニスト）：受容体に結合し、生理反応をひき起こす薬
- 拮抗薬（アンタゴニスト）：受容体に結合するが、生理反応は起こ
  さず、アゴニストに拮抗する薬

### Note

**アンタゴニストとは**

アンチ＋アゴニストの意味。アゴ
ニストは、受容体と可逆的な結合を
する。すなわち、結合しては離れ、ま
た結合して、を繰り返す。一方、ア
ンタゴニストは、一度結合するとな
かなか離れない。そのため、ほかの
物質の結合を強力に阻害する

■ 図-6 作動薬と拮抗薬

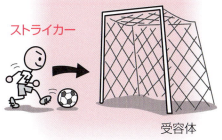
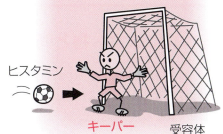

## Column

### アシストに働く薬もある

　サッカーには、ゴールキーパーやストライカーだけでなく、パスを出すのが得意なアシスト担当の選手もいます。
　同じように薬のなかにも、受容体ではなく、生体内の化学反応を調節する酵素に作用する「アシスト専門家」がいます。阻害薬や賦活薬と呼ばれます。特定の酵素を不活性化することで、弱くなってしまった機能を高めたり、機能を抑制したりします。
　骨格筋の神経接合部でアセチルコリンの分解酵素を阻害すると、作用部位のアセチルコリンの濃度が高まります。これは、コリンエステラーゼ阻害薬として、筋無力症の治療に使われています。

### ポイント
- 阻害薬・賦活薬：酵素の働きに作用する薬もある

### Note
**受容体以外の作用部位**
一部の薬物は、受容体以外にも作用する。
①**生化学的作用によるもの**：アンジオテンシンIIの合成酵素を阻害するアンジオテンシン変換酵素阻害薬、核酸代謝を阻害するメルカプトプリンなど
②**化学的作用によるもの**：胃酸の中和をする制酸薬など
③**物理学的作用によるもの**：浸透圧の差によって作用する塩類下剤、浸透圧利尿薬など

# 3 薬はどんな一生をたどる？

## 薬の運命も基本的には食べ物と同じ

　先ほども説明したように、薬は生体にとってあくまで異物です。生体にはそもそも、異物を排除しようとする機構が備わっています。薬も決して、例外ではありません。

　異物の代表例は、食べ物です。食べ物は、そのままの姿ではエネルギーにはなりません。糖や蛋白質、脂質などの栄養素に分解され、小腸で吸収された後、代謝され、不要なものは尿や便となって排出されます。薬も基本的には、同じようなルートをたどります。

　体内に入った薬がどのような運命をたどるかという薬の一生を、専門用語では薬物の体内動態といいます。

　飲み薬の場合を考えてみましょう。口から入った薬はまず、胃や小腸で溶けて吸収されます。血液に入った薬は、門脈を通って肝臓に送られます。

　後に詳しく説明しますが、薬物の多くは肝臓で代謝されます。従って、全身へと行きわたるのは、体内へ入ったうちの一部だけです。このことは、誰に、いつ、どれくらいの薬を投与すればいいかを判断するうえで、重要なポイントになります。

■ 図-7　薬物の体内動態

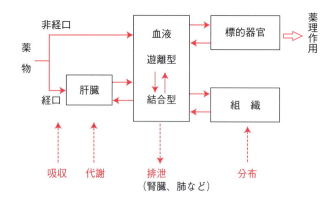

**Note**
**薬物の体内動態**
薬物が体の中に入ってからどのように動いていくかを示す過程。一般に、吸収・分布・代謝・排泄という4つの相をたどる

**Note**
**薬物の吸収**
薬を飲むと最初に消化液に溶ける。溶けるスピードは、まわりの条件が酸性かアルカリ性か、または薬自体が水溶性か脂溶性かによっても変わる。その後、主に小腸から吸収され、門脈を通って肝臓に運ばれる

## 薬の運命の分かれ道
## ～結合型と遊離型～

　肝臓を通って血液に入った薬は、血流に乗って全身へと分布します。しかし、ここで注意しなければならないことがあります。薬物の多くは、血液中の蛋白質（主にアルブミン）と結合します。

　薬物にとって、蛋白質は一種の乗り物として機能します。蛋白質と結合した薬物は、結合型と呼ばれます。これに乗っていれば安心で、簡単に代謝されてしまうこともなく、不要なものとして排泄されることもありません。

　ただし、蛋白質という乗り物に乗ったままでは、狙った相手、つまり受容体とは結合できません。従って、薬が作用するためには、蛋白質と結合しないものが必要です。

　このように、蛋白質と結合しない薬物を、遊離型と呼んでいます。

> **ポ イ ン ト**
> 血液に入った薬物は「結合型」と「遊離型」に分かれる
> ・結合型：蛋白質と結びついたもの → 薬効なし
> ・遊離型：そのままのもの → 薬効あり

■ 図-8　血液に入った薬物は「結合型」と「遊離型」に

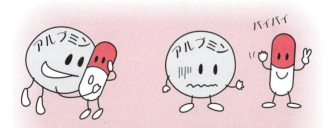

アルブミンにくっつくと効き目はありません

アルブミンとくっついていないものが効き目をあらわします

## 生体に備わった薬物の関門

　肝臓を通った薬物は、全身へと運ばれます。しかし、薬によっては、特定の組織や器官に移行しやすいものもあります。脂に溶けやすい薬は脂質の多い中枢神経に移行しやすく、甲状腺ホルモンの原料にもなるヨードは、甲状腺に移行しやすい—などの特徴を持っています。

　体内には、薬物の移行を規制する関門も備わっています。脳へと向かう薬物を規制するのが血液-脳関門、母体から胎児へと向かう薬物を規制するのが、胎盤関門です。

---

**Note**

**直接作用と間接作用**

薬物が特定の細胞や臓器に作用してそこで現れる作用を、一次作用、または直接作用という。その結果、間接的に起こる作用を、二次作用、または間接作用という

しかし、これらの関門も、すべての薬物をシャットアウトするわけではありません。中枢神経作用薬などの脂溶性で分子量の小さいものは、これらの関門も容易にくぐり抜けてしまいます。

**ポイント**

生体には薬の関門がある
- 血液 - 脳関門：脳へと向かう薬を規制し、大切な脳を保護する
- 胎盤関門：母体から胎盤を通って胎児へ向かう薬を規制し、胎児を守る

## 薬物代謝とは？

体内に入った薬物のほとんどは、生理学で言う代謝の影響を受けます。薬物が代謝されることを特に、薬物代謝と呼びます。

皆さんもご存じのように、代謝の関所は肝臓です。肝臓には、代謝を促進する様々な酵素があります。薬物代謝における代表的な酵素は、チトクローム P450（CYP）です。これは薬物代謝酵素と呼ばれ、あらゆる薬物に対応するため、その亜種が多数に存在します。

酵素による代謝様式は、大きく2段階あります。1つは第1相反応と呼ばれるもので、酸化・還元・加水分解などの反応がそれにあたります。第1相反応は、薬物の分子構造を変化させることで活性を弱め、受容体と結合しにくくします。

もう1つの代謝様式は、第2相反応と呼ばれます。こちらは、本来は水に溶けにくい薬物を、グルクロン酸や硫酸、グルタチオンなどの物質で包む（結合する）ことで、水に溶けやすくします。包む物質の名称により、グルクロン酸抱合、グルタチオン抱合などと呼ばれます。

同様の反応は、通常の生理反応でもみられます。古くなった赤血球のヘモグロビンが分解されてできたビリルビンは、肝臓に運ばれて不溶性から水溶性へと変化します。これも、グルクロン酸抱合に

### Note

**先天的な薬物代謝酵素の欠損・減弱**

最近、遺伝的に特定の薬物代謝酵素が欠損したり、減弱したりすることが分かってきた。こうした薬物代謝の個体差に注目することは、薬物中毒を未然に防ぐためにも重要である

### Note

**チトクローム P450（CYP）**

CYP は細菌から植物、哺乳動物に至るまで、ほとんどすべての生物に存在する。分子量約4万5000から6万の酸化酵素で、薬物代謝においては多くの脂溶性の薬物を解毒的に代謝する。動物では主に肝臓に存在し、人間では肝臓以外にも腎、肺、消化管、副腎、脳、皮膚などほとんどすべての臓器に少量ながら存在する

### Column

## プロドラッグって何？

肝臓による代謝は、薬物の活性を弱めるばかりではありません。肝臓で代謝を受けることで、逆に活性化され、薬理作用が現れる薬もあります。これを、プロドラッグといいます。

プロドラッグは、肝臓による代謝を逆手にとって開発された薬です。そのままでは受容体に結合することはできませんが、肝臓で代謝を受けて分子構造

が変化することにより、受容体と結合することができます。

例えば、プリミドンはフェノバルビタールに変化して抗てんかん作用を現します。そのほか、エナラプリル（ACE 阻害薬）、ロキソプロフェン（鎮痛薬）なども、プロドラッグです。

よるものです。

## 役目を終えた薬の行方

　私達の体は、必要な栄養素を食べ物から摂取して吸収・代謝した後、不要な代謝産物を体外へ捨てています。この「捨てる」作業を担うのが、腎臓に代表される排出器官です。

　代謝された薬物も、基本的には腎臓を通って排泄されます。しかし、腎臓から尿として排泄できるのは、水に溶ける物質だけです。水に溶けない物質は、尿細管から再吸収されて再び体内を巡り、あるものは髪の毛から、またあるものは便に混ざって排泄されます。

　排出器官というと、腎臓はただ、いらないものを外に捨てているだけなのかと思いますが、そうではありません。腎臓の主な仕事は、水分量の調節です。排泄は、その結果に過ぎません。腎臓には、「必要なもの」と「必要でないもの」をより分ける、高度な分別機能も備わっています。

　ご存じのように、腎臓には、1日1トン近くの血液が流れ込んできます。そのうち約150リットルはまず、糸球体でろ過されます。糸球体の働きは、ふるいのようなものです。小さな分子は通しますが、蛋白質などの大きな分子はふるいの上に残ります。

> **Note**
> **腎臓での薬物の排泄**
> 酸性の薬物は、尿が酸性であるほど再吸収されやすく、アルカリ性になるほど排泄されやすくなる。また、塩基性の薬物は、尿が酸性であるほど遊離型が増えるので、排泄されやすくなる

■ 図-9　薬の吸収、代謝、分布、排泄

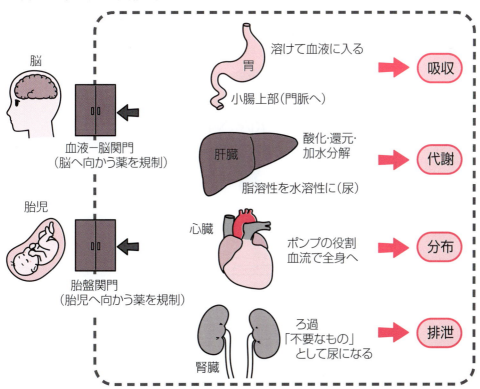

こうしてろ過された血液は、細尿管で再び「必要なもの」と「不要なもの」により分けられます。生体にとって薬物は異物ですから、基本的には「不要なもの」と判断されます。水に溶ける状態の薬物であれば、それはそのまま、尿に混ざって排泄されます。

　ここで理解してほしいのは、薬物を排泄することは、腎臓にとって、とてもエネルギーのいる作業だということです。人間だったら、けっこうストレスも溜まります。ですから、腎機能が弱くなっている患者に薬を投与する場合は、よくよく注意しなければなりません。疲れて判断力のない人間に仕事を任せたら、ミスも起こりますよね？

　同様のことは、肝臓についても言えます。肝臓がうまく代謝できないと、薬が過剰に体内に残ることにもなります。腎機能や肝機能の弱い高齢者に対し、成人と同じ薬用量を投与しない理由も、ここにあります。

**ポイント**

- 経口投与された薬物の運命：
  口→小腸（吸収）→門脈→肝臓（代謝）→全身の臓器へ（分布）→腎臓（排泄）→尿

■ 図−10　薬の半減期とは？

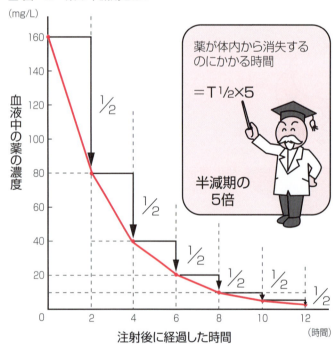

# 体内から薬が消えるまで

　ここでは、体内に入った薬が完全に消失してしまうまで、いったいどれくらいの時間がかかるものか、をお話しします。

　実は、これに関係する言葉に「生物学的半減期」があります。これは、吸収されて血中に存在する薬の量（血中濃度）が、どれくらいの時間で半分になるかを測ったもので、$T^1/_2$（ティー・ハーフ）という記号で表します。

　投与されたある薬の血中濃度が、どのように変化していくかをまず、図－10のグラフで見てみましょう。

　グラフを見ると、Aという薬の血液における濃度は、およそ2時間で半分まで低下しています。一般的に、薬は投与されるとすぐ、全身の各組織へと移行し、その後、肝臓などで代謝され、後に腎臓などから排泄されます。この薬の場合、体内から薬が消失するまでの時間は、およそ10時間であることが分かります。

　生物学的半減期は、薬品の種類によって大きく違います。短いものでは30分、長いものでは60〜120時間というものもあります。おおむね、薬が体内から消失するまでにかかる時間は、半減期の5倍と覚えておくと便利です。

　それぞれの薬の半減期がどのくらいあるかをつかんでおくことは、薬の投与間隔や投与方法を考えるうえでとても重要です。腎機能が低下している患者の場合、尿による薬の排泄が不十分なため、半減期が通常の数倍から数十倍になることもあります。

　同じ薬でも患者の状態によって半減期が異なってくること、そして、それに伴って与薬の間隔や量が変わってくることを、忘れないでください。

## Note

### バイオアベイラビリティー（生体利用率）

薬物が生体に投与された場合、実際に、どれくらいの割合が薬として作用するかを示す指標。投与された薬物が体循環血液中に到達する割合が利用率として表される。この数値が大きいほど吸収率が高く、投与量に見合った薬効が期待できる
生体利用率＝経口投与した薬物の血中への移行量／全投与量

## ポイント

・半減期：吸収された薬の濃度が半分になる時間。薬によって半減期が異なる
・半減期と投与回数：半減期の短い薬ほど投与回数は多く、半減期の長い薬ほど投与回数が少ない

## Column

### 1日1回の薬と、1日3回飲まないといけない薬があるのは？

　薬を飲む回数には、半減期が関係しています。薬の効果を一定時間維持するためには、薬の血中濃度を一定範囲に保つ必要があります。従って、半減期の短い薬は頻繁に、長い薬は飲む回数も少なくてよいということになります。

　ホルモン剤を飲む回数は少なく、骨粗鬆症や前立腺癌の薬では、投与回数が1週間に1度や3カ月に1度というものもあります。

# 4 薬の効き方を左右する要因

## 適正な用量とは？

　薬が効くためには、適正な量を投与することが必要です。では、この適正な量とは、どのようにして決めるものなのでしょう。

　投与する薬の用量は、対象となる患者の年齢や性別、状態などで変わってきます。2人の患者に、同じ薬を同じ量投与しても、現れてくる効果には当然、個人差があります。このように、薬に対する個々人の反応の違いを、薬の感受性といいます。薬の適正な用量とは、それぞれの患者の感受性や疾患の状態を考慮したうえでの量、ということになります。

　医薬品には必ず、その薬がどのような成分でできていて、どのような薬効があるかを説明した添付文書が付いています。添付文書を付けることは、医薬品医療機器等法により、製薬会社に義務づけられています。

　添付文書には、医師が一般的に用いる場合の薬用量が書かれています。しかし、ここに書かれた薬用量はあくまで成人の場合です。高齢者や子どもに対しては、この成人量を目安に、適正な用量はどれくらいなのかを計算しなければなりません。

### ポイント

- 薬の用量を決める要素：
  - 年齢
  - 性別
  - 体重
  - 肝機能、腎機能の程度
  - 薬に対する感受性

### Note
**薬用量に関する用語**

**有効量**：治療にとって有効な薬の量。薬理作用を示す最小量と中毒を起こす手前ぎりぎりの最大量の間を指す

**中毒量**：薬が薬効を超えて中毒を起こす量

**致死量**：中毒を超えて死に至る量

**無効量**：治療にとって無効な量。少なすぎて薬の効果が期待できない

**無効量＜最小有効量＜最大有効量＜中毒量＜致死量**

## 子どもの薬の量はどうやって計算する？

　子どもに投与する薬の量を算出する方法は、いろいろあります。代表的なものを挙げると、

●年齢によるもの

　ヤングの式

$$\frac{年齢}{年齢+12} \times 成人量$$

アウグスバーガーの式

$$\frac{(年齢 \times 4) + 20}{100} \times 成人量$$

●体重によるもの

$$\frac{(体重 \times 2) + 5}{100} \times 成人量$$

●年齢と体重によるもの

$$\frac{(年齢 \times 2) + 体重 + 12}{100} \times 成人量$$

●体表面積によるもの

$$\frac{小児の体表面積（m^2）}{1.73} \times 成人量$$

などがあります。

　成人と新生児を比較すると、身長で約3.3倍、体表面積で約8倍、体重で約20倍程度の差があります。

　さらに、体重あたりの水分量は、年齢が低くなるほど多くなります。従って、同じ量を投与すると、子どもの年齢が低いほど血中濃度は低くなります。

　このように考えていくと、1つの式で全ての要素を網羅することはできません。年齢のみを考慮したヤング式を使うと計算は簡単ですが、算出される薬用量は新生児では過量となり、幼児では少なすぎとなります。

　体表面積法は、臓器の成長、呼吸量とよく比例するので最も合理

**Note**
### 子どもの薬の計算方法
①年齢によるもの
・ヤング式
・アウグスベルガー式
②体重によるもの
③年齢と体重によるもの
④体表面積によるもの

**Note**
### 妊婦への投与
母親の血中に存在する薬剤は、胎盤関門を経て、胎児の体内へと移行する。特に妊娠3カ月以内の時期は、胎児の各器官が形成される時期なので、薬剤の投与には注意が必要

---

**Column**

## コンプライアンスとは？

　コンプライアンスとは一般に、服薬遵守率と訳されます。服薬遵守率とは、患者が医師の指導に従って、どれくらい正しく薬を服用しているかを示した数字です。

　ある統計によると、慢性疾患にかかっている患者のうち、5割近くの患者が服用時間を間違えています。また、4割の患者は薬を飲んでおらず、1割は飲み過ぎてしまい、結局、指導通りに薬を飲んでいたのは患者全体の1％に過ぎなかったそうです。

　病気について正しく理解していないと、処方された薬に対して「飲まなくても大丈夫」と思ったり、

飲み忘れてしまっても「まあいいか」と軽く考えたりしがちです。そういった意味で、インフォームド・コンセント（患者に対する十分な説明と治療法に対する合意）はとても大事です。

　子どもやお年寄りの場合、飲み方や用量を一度説明されただけではなかなか理解できないこともあります。お年寄りの場合は、服薬の仕方を分かりやすく紙に書いて渡したり、子どもの場合、母親の立ち会いのもとにきちんと説明したりするなど、患者の状態に合わせた説明が必要です。

的な方法ですが、体表面積を知るのは簡単ではありません。アウグスバーガーの式はより正確ですが、計算が少し面倒です。

　今のところ、最も実用的なのはフォン・ハルナックの換算表です（表－3）。

　厳密に薬の量を計算する場合は体表面積法が適していますが、それよりも多めに投与する薬（睡眠薬）や、少なめに投与する薬剤（アヘンアルカロイド）などもあります。また、体表面積よりも体重によって決めたほうがよい薬（抗生物質、ジギタリス製剤）や、症状によって決めたほうがよい薬（ステロイド剤）、血中濃度を測定したほうがよい薬（抗てんかん剤、テオフィリン製剤）などもあります。

　抗生物質などのドライシロップは、単純に計算していくと年長児では大人の量より多くなることがあるので、成人量を超えないように注意しましょう。

■ 表－3　ハルナックの換算表

| 年　齢 | 未熟児 | 新生児 | 3カ月 | 6カ月 | 1歳 | 3歳 | 7歳 | 12歳 | 成人 |
|---|---|---|---|---|---|---|---|---|---|
| 小児薬用量 | 1/10 | 1/8 | 1/6 | 1/5 | 1/4 | 1/3 | 1/2 | 2/3 | 1 |

## Column

## 薬効に影響する要因

　一般的な感受性とは、「外界の刺激を、印象として心に受け入れる能力」（『明鏡国語辞典』大修館書店）を指します。ちょっとのことで涙もろかったり、傷ついたり、感動したりする人を、「あの人は感受性が強い」と言います。

　薬の感受性が高いという場合、こうした一般的な使い方とはちょっと違います。例えば、熱のない健康な人が解熱剤を飲んでも、体温はほとんど変わりません。しかし、熱のある患者が解熱剤を飲むと、体温は下がります。この場合、熱があるという病的な状態が、薬に対する感受性を高くしていると言えます。一般に男性よりも女性のほうが、薬物に対する感受性は高いと言われています。

　同じ薬を何度も連用すると、耐性といって、生体のほうが薬に慣れてしまうことがあります。薬物に対して耐性ができてしまうと、その薬に対する感受性は弱くなります。

　また、患者の身体的状態だけではなく、精神的・心理的状態も薬に対する感受性を左右します。常識的にはまったく効果のないものを「薬」だといって飲ませても、不思議と効果が現われることがあります。これは「プラセボ効果」といわれるものです。プラセボ効果を受けやすい人も、感受性の強い人です。

　新しく開発された薬が有効かどうかを調べるには、このプラセボ効果に考慮する必要があります。はじめから「この薬にはこういう成分が入っていて、このような効果が期待できます」と知らせて投与すれば、プラセボ効果によって、あたかも薬が効いたかのように感じる人も出てくるからです。

　従って、新薬の評価試験ではまず、「評価の対象となる本物の薬」と「プラセボ（偽薬）」の2つを用意します。そして、医師も患者も、薬の成分や効能などについて詳しい情報のないまま、また、与薬した薬が本物であるか偽物であるかも分からない状態で実施するのが一般的です。

　こうした評価試験の方法を、二重盲検法（ダブルブラインドテスト）といいます。

## 限界量を超えると、薬は毒にもなる

薬理作用の強弱は、原則として薬の血中濃度に正の相関を示します。つまり、たくさん投与すれば、それだけ効果は大きくなるわけです。

しかし、多ければ多いほどよい、というわけではありません。先ほどから説明しているように、薬にはそれぞれ適正な量というものがあります。少なすぎても効果はなく、多すぎれば中毒をひき起こし、最悪の場合、死に至ることもあります。

ある薬に対し、どれくらいの量を投与すれば、どのような作用が現われるのかを、図−12のグラフに表しました（用量‐反応曲線）。横軸が薬物の用量、縦軸がその作用の強さを示しています。

これを見ると、薬の用量には、「それが薬として作用する一定の幅」があることが分かります。薬の効果が現われる最も少ない量を最小有効量、中毒を起こすぎりぎりの量を最大量として、その間を有効治療域と呼んでいます。

動物実験では、50％の動物に効果があったと認められる量を50％有効量といい、$ED_{50}$（ED：Effective dose）で表します。また、50％の動物が死に至る量を50％致死量といい、$LD_{50}$（LD：Lethal dose）で表します。これらは、薬の安全性や危険度を測る重要な指標になります。

また、$LD_{50}$と$ED_{50}$の比を、治療係数といいます。治療係数は、薬用量と致死量との間隔を示す数値で、これが大きいほど安全性の高い薬だということになります。

### Note

**Tmax**

最高血中濃度到達時間のこと。例えば、「Tmax：約2時間」とあれば、服用した薬の血中濃度が最大になるのに要する時間が2時間であることを示す。血中濃度が最大であるということは、薬理効果も最大であることを意味する。従って、ある薬剤が最もよく効く時間を知りたい場合は、Tmaxに書かれた時間を参考にすればよい

■ 図−12　用量−反応曲線

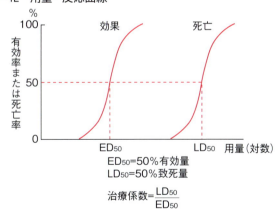

**ポイント**

- $ED_{50}$（ED：Effective dose）：50％有効量。動物実験で50％の動物に効果があった量
- $LD_{50}$（LD：Lethal dose）：50％致死量。50％の動物が死に至る量
- 治療係数：$LD_{50}$と$ED_{50}$の比。大きいほど安全な薬である

---

**Column**

# 血中濃度モニタリング（TDM）とは？

TDMという言葉を聞いたことがありますか？TDMとは、Therapeutic drug monitoringの略で、定期的に服用している薬物の血中濃度を測定することです。

薬物が治療効果を持つためには、適正な血中濃度が必要です。この正しい血中濃度の範囲を、有効治療域と呼びます。

てんかんや不整脈の治療薬などのように有効治療域が狭い薬物では、血中濃度が低すぎると効果はなく、高すぎると中毒を起こす危険があります。

TDMが重要になってきます。

TDMが必要なケースを、以下にまとめました。

①血中濃度と薬効によい相関関係がある
②有効治療域が狭く、中毒になりやすい薬を使用する場合
③重大な副作用をもたらす危険がある場合
④投与量と血中濃度の関係が予測しにくく、個人差が大きいと予測される場合
⑤併用薬剤の変更があった時
⑥患者が薬を服薬していない可能性がある場合

---

# 薬の形と吸収スピード

散剤、顆粒剤、錠剤、カプセル剤、液剤など、薬にはいろいろなタイプがあります。どうしてこんなにいろいろな薬のタイプが存在していて、それぞれ形が違うのか、不思議に思ったことはありませんか。

薬理学では、こうした薬のタイプのことを「剤形」と呼びます。それぞれの薬の剤形は、薬物が持つ性質や治療効果などを考慮して決められています。粉末状の散剤は、粉っぽくて飲みにくいと感じる人がいるかもしれませんが、その分、吸収されやすいという特徴を持っています。

錠剤やカプセル剤は、飲みやすく、持ち運びやすいので便利です。また、錠剤やカプセル剤は、表面を加工したり覆ったりすることで、薬が溶け出すタイミングや時間を調節できます。刺激が強すぎたり、においや味がきつかったりして飲みにくい薬も、カプセルに入れることで服用しやすくなります。

薬を経口投与ではなく、注射や点滴を使って直接体内へ投与する方法もあります。「吸収」という段階を経ずに直接血液の中に注入することができるため、その効果は速く、確実です。

また、揮発性の高い薬の場合、鼻から薬剤を吸い込み、気道粘膜や肺胞から吸収させる「吸入」が有効です。麻酔薬やアレルギー疾患・喘息の薬などで用いられる投与方法です。

---

**Note**

### 薬の形態と特徴

**散剤・顆粒剤**：吸収速度が速い

**錠剤**：持ち運びに便利

**カプセル剤**：吸収のしかたをコントロールできる

**液剤**：液体なので飲みやすい

---

**Note**

### 特殊な薬

**舌下剤**：舌の下で溶かす。素早く効く

**バッカル錠**：歯茎と頬の間で溶かす

**腸溶剤**：胃ではなく腸で溶けるように加工した薬

**糖衣剤**：薬の苦みをカバーするために、周囲を砂糖などで覆った薬

**徐放剤**：カプセルの中に、早く効く粒とゆっくり効く粒を混ぜたり、薬を脂肪などに混ぜたりして効き目を持続させる効果を狙った薬。服用回数が少なくてすむ

## Column

### 水なしで飲める薬とは？

　経口薬を飲む場合、十分な水で服用することが条件です。水なしで服用すると、食道粘膜に薬が貼り付いてしまい、そこで薬剤が溶け出すと、食道炎や食道潰瘍を起こす危険があるからです。

　ところが最近、水なしでも簡単に飲める薬が開発

されました。口腔内崩壊錠と呼ばれる薬です。胃酸を抑える「ガスターD錠」などが挙げられます。

　このような口腔内崩壊錠は、口に入れると速やかに崩壊し、唾液だけでも簡単に飲み込むことができます。

# 薬によって注射する部位は違う

　注射は特に、肝臓での代謝を避け、薬物の効果を速くしたい場合などに使います。点滴を使って投与するのは、薬剤ばかりではなく、水分補給や栄養補給を目的にした輸液も含まれます。

　また、注射は投与する薬やその目的により、針を刺す部位も違います。どこに刺すかでリスクが違ってくることも、理解しましょう。

### ●皮内注射（図−13）

　皮膚のすぐ下に薬を注射する方法です。抗生剤の皮内テストやツベルクリン反応、アレルゲン検出のための皮膚反応など、主に診断に用いられます。

### ●皮下注射（図−14）

　皮膚と筋肉の間にある皮下組織に薬を注入する方法です。薬は注射部位の毛細血管から吸収され、全身へと行きわたります。ワクチンやインスリンなどを打つ時に用いられます。

### ●筋肉注射（図−15）

　筋肉内に薬を注入する方法で、皮下注射よりも吸収が速く、皮下注射では痛みが強い薬剤などに用いられます。繰り返し同じ部位に筋肉注射すると、筋拘縮症を起こす危険があります。

### ●静脈注射（図−16）

　薬物を、直接静脈内に注入する方法です。体内を循環し、心臓を経て全身へ分布します。ほかの方法に比べ、薬効が現われるのは速いのですが、それだけ副作用などの危険も高くなります。

---

## Note
### 外用薬の種類

**点眼剤**：いわゆる目薬。眼の表面をカバーするだけのものと、角膜から吸収され、効果を現わすものがある

**坐剤**：薬の成分をロウのようなものに溶かしてロケット状にした薬。肛門から直腸に入れて使う

**塗り薬**：透明で油っぽいのが軟膏、白くてさらっとしているクリーム、液状のローションがある。どれも皮膚から吸収され、皮膚表面で効く

**湿布**：皮膚に直接貼り付けて使う。温湿布は血液の循環をよくし、冷湿布は炎症を抑える

**吸入剤**：専用の器機を用い、口からガス・粉状の薬を吸い込む。薬の量を量って入れると薬が液状になって出てくる「ネブライザー」を使う場合と、1回押すたびに定量の薬がガスになって出てくる「定量噴射器」がある

**点鼻剤**：鼻の中に吹きつけて使う。主にアレルギー性鼻炎の薬。内服しても吸収されない分子量の大きいホルモン剤などでも使われる

**点耳剤**：耳の中に液状の薬を滴下する。中耳炎で使う抗菌薬など

**トローチ剤**：口の中でゆっくり溶かし、のどの炎症などを抑える。飲んで吸収されるのではなく、直接、のどに効くため、外用薬に分類される

■ 図-13 皮内注射

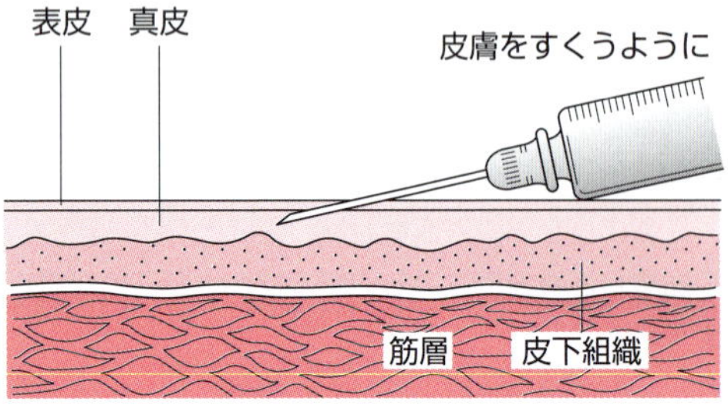

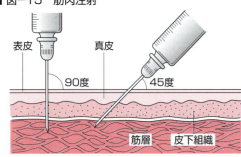

■ 図-14 皮下注射

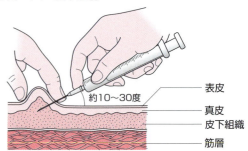

■ 図-15 筋肉注射

■ 図-16 静脈注射

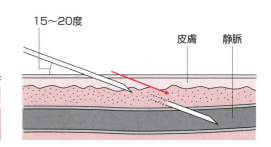

●点滴静脈注射

　一般的に点滴と呼ばれる方法です。たくさんの薬が必要な場合や、長時間、薬が体内に留まるよう、静脈内に一定の速度で持続的に薬剤を注入します。

　主に、水分補給や栄養補給などの目的で用いられます。

●中心静脈注射

　静脈の中でも比較的太く、体の深部にある血管に薬を注入する方法です。高カロリー輸液療法はTPNやIVHと呼ばれ、食道からの栄養補給が困難な場合に、栄養価の高い輸液を注入するのに用いられます。

●動脈注射

　動脈に薬剤を注入する方法です。ある臓器に、高濃度の薬物を投与したい場合に用いられます。抗癌薬などが、これに該当します。

### Note
**注射薬の種類**

**アンプル**：ガラスやプラスチックの容器で、くびれた形をしている。くびれのところを折り、中の薬を注射器で吸い上げて使う。薬が粉状の時は、あらかじめ溶解液を入れて溶かしておく。筋肉注射用のものには痛みを和らげる添付剤が入っており、誤って静脈注射すると、静脈炎を起こす危険がある

**バイアル**：円筒形の容器に入っている。プラスチックの蓋をとると、銀色の金具で固定されたゴム栓が現れるので、そこに注射針を刺して薬を吸い出す。粉薬の場合は、注射器にあらかじめ溶解液を入れておく。抗菌薬の多くは、バイアルに入っている。しかし、注射してはいけない薬剤もバイアルに入っていることがあるため、注意が必要。注射禁止の薬剤には、「禁注射」と書かれている

**ボトル**：輸液類が入っている。硬いガラス瓶やプラスチックボトル、ぐにゃっとしたソフトバックなどの容器がある。ガラス瓶やプラスチックは点滴静注だけに使う

■ 図-17　各投与方法における薬の血中濃度

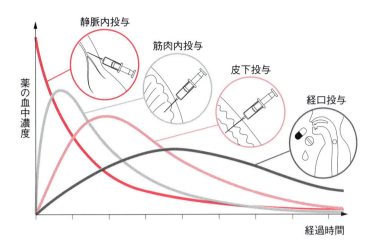

■ 図-18　肝臓の初回通過効果

口 ➡ 胃 ➡ 小腸 ➡ 門脈 ➡ 肝臓 ➡ 心臓 ➡ 全身 ➡ 腎臓

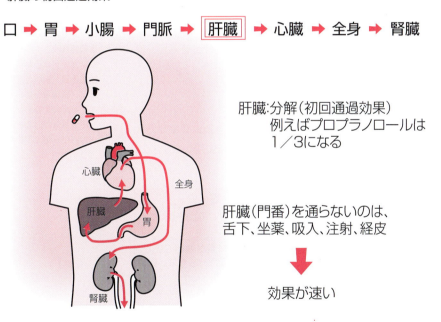

肝臓:分解（初回通過効果）
　　　例えばプロプラノロールは
　　　1／3になる

肝臓（門番）を通らないのは、
舌下、坐薬、吸入、注射、経皮

⬇

効果が速い

## 薬を飲むタイミング

　薬が効果を発揮するには、飲むタイミングも重要です。おおむね、薬の処方せんやパッケージには、食事の時間を目安にいつ飲めばいいかが指示されており、「食前」「食間」「食後」などと記されています。

　一般的に、薬の吸収は空腹時のほうがよく、消化管に食べ物が入っていると悪くなる傾向があります。薬を飲むタイミングは、こうした

> **Note**
> **初回通過効果**
> 経口投与した薬物は消化管から吸収される。しかし、肝臓で代謝されるため、最終的に体循環血液中に到達する薬物は、消化管で吸収された量よりもはるかに少なくなる。薬物が肝臓の代謝の影響を受けることを、初回通過効果という

33

| Column |

# 早く効く薬はいい薬？

おなかが痛い、頭が痛いなどの症状がある時、何でもいいからとにかく速く効く薬が欲しい、と思うことがあります。しかし、速く効く薬がいい薬かというと、必ずしもそうではありません。一般に、速く効く薬はそれだけ速く代謝され、効果が消失するスピードも速いからです。

このように「飲んですぐ効く薬」を、速効性作用があるといいます。反対に「飲んでもなかなか効か

ない薬」を、遅効性作用があるといいます。

どちらがよい・悪いではなく、患者が抱えている症状や治療の目的により、どちらの薬が望ましいかを判断するのはもちろんです。例えば、夜なかなか寝付けないという患者には速効性のある催眠薬を投与しますし、朝早く目が覚めてしまう患者には夜飲んで朝に効く遅効性のある催眠薬を投与します。

吸収のよさに考慮しながら、薬の作用をよくしたり、副作用を抑えたりするために決められています。

指示される薬を飲むタイミングが、具体的に「いつ」を指すのか、以下にまとめました。

### ●起床時：起きてすぐ飲む

起床時は空腹なので、ほかの薬や食事の影響を受けません。一部の骨粗鬆症の薬などは、起床時に服用します。

### ●食前：食事の約30分前に飲む

胃の中に食べ物があると吸収が悪くなる薬や吐き気止めなど、食後に飲んだのでは効果が期待できない薬は、食前に服用します。

### ■ 表－4　食前

| これに当てはまる薬剤例 | 理　由 |
|---|---|
| リファンピシン（リファジン）など | 食事の影響で吸収が悪くなるため |
| 吐き気止め<br>ドンペリドン（ナウゼリン） | 食べる頃に薬が効いてきて、食べても気持ち悪くならないため |
| 食欲を出す薬<br>メトクロプラミド（プリンペラン） | 食べる頃に薬が効いてきて、食欲が出るようにするため |
| 漢方薬 | おなかのすいている時のほうが吸収がよいため |

### ●食直前：「いただきます」のすぐ後に飲む

食事と一緒に消化されることで効果を発揮する薬や血糖コントロールに関係する薬は、食事の直前に飲むことがあります。糖尿病治療薬のグルコバイやベイスンなど、食後の過血糖を抑える薬がこれにあたります。

| Note |

## 輸液

輸液は、生きていくために必要な成分を補給するためのもの。種類には以下のようなものがある

**糖液**：ブドウ糖、キシリトール液、マルトース液など

**電解質輸液**：ナトリウムやカリウムなどのミネラルを含む

**脂肪乳液**：脂肪分を含む

**アミノ酸輸液**：蛋白質のもとになるアミノ酸を含む。アミノ酸の利用には糖分が必要なため、通常は高カロリー輸液用の糖液と混ぜて使う

| Note |

## 耐性

同じ薬を繰り返し投与しているうちに、その薬効が減弱し、最終的にはほとんど効かなくなる場合がある。この現象を耐性と呼ぶ。

■ 表－5　食直前

| これに当てはまる薬剤例 | 理　由 |
|---|---|
| 糖の吸収阻害薬<br>　α - グルコシダーゼ阻害薬 | 食べ物と混ざり合って効果を表すため |
| 速効型食後血糖降下薬<br>　ナテグリニド（ファスティック、スターシス）<br>　ミチグリニド（グルファスト） | 服用後すぐに効果が現れるので、食前に服用したのでは低血糖が起こる可能性があるため |

### ●食後：食後30分以内に飲む

　多くの薬はこれに当てはまります。食後に飲む意味は、「胃の中に食べ物が残っているので胃が荒れにくいこと」「飲み忘れが少ないこと」などがあります。

### ●食間：食後２時間くらいに飲む

　食間とは、食事中ではなく、食事と食事の間を指します。食事の影響で吸収が悪くなる薬や、胃粘膜に直接に働く胃薬の一部は、胃内の食べ物がなくなるこの時間に服用します。

■ 表－6　食間

| これに当てはまる薬剤例 | 理　由 |
|---|---|
| クレメジン | 食事から摂取されるビタミン類や他の薬も吸着してしまうから |
| 漢方薬 | おなかのすいている時のほうが吸収がよいから |

### ●就寝前：床につく30分前くらいに飲む

　睡眠薬などは、就寝前に飲みます。寝たままの体勢で飲むと、薬がのどにつかえて危険なので、注意を促す必要があります。

■ 表－7　就寝前

| これに当てはまる薬剤例 | 理　由 |
|---|---|
| 睡眠薬 | 眠りやすくするための薬だから（自分の眠りたい時間に合わせて服用する） |
| 便秘薬 | 自然のお通じと同じように、翌朝に便意があるように作用させるため |

### Column

## 頓服薬って何？

　頓服薬とは、1回飲むだけで効果のある薬のことです。定期的に決まった時間に飲むのではなく、症状が出た時、一時的にそれを抑えるために飲む薬です。急激な発作や、症状がひどい時などに用いられます。

　頓服薬として処方される薬には、睡眠薬や便秘薬、痛み止め、吐き気止め、下痢止めなどがあります。効果の高い薬なので、続けて飲む場合は十分な時間を空けるなどの注意が必要です。

# 5 相互作用と副作用

## 薬の組み合わせによって効き方は違う

　2種類以上の薬を同時に使うとその効果が倍増し、より薬が効きやすくなったり、反対に効果が弱くなったり……。場合によっては、有害な効果が強く出すぎてしまったりすることがあります。これを薬の相互作用といいます。

　医療現場で薬物を使用する場合、1種類の薬だけを処方するのはまれです。多くの場合、薬の相互作用を理解したうえで、複数の薬を組み合わせて使います。

　どの薬とどの薬を組み合わせると、治療上プラスの効果が期待できるのか、または、相性の悪い薬はどれとどれかなど、薬の組み合わせがもたらす効果について理解しておくことは、事故を防ぐうえでとても大事です。

## 協力したり、反発したりする薬

　薬の相互作用には大きく、協力作用と拮抗作用があります。薬同士も協力したり、反発し合ったり、相性のようなものが存在するのです。

　協力作用とは、2種類以上の薬を併用する時、おのおのの作用が増強されること、と定義できます。協力作用には、2つのパターンがあります。1つは、2つの薬の効果が単純に加算される場合、もう1つは、相乗効果で加算した以上の効果が現われる場合です。前者を相加作用、後者を相乗作用といいます。

　一般に、作用点が同じ薬を併用すると相加作用、作用点が異なる薬を併用すると相乗作用が期待できます。

　一方、異なる薬を併用することで、お互いにその効果を消し合うこともあります。これを拮抗作用といいます。仲の悪い薬同士です。

　拮抗作用が現われるメカニズムは様々です。2つの薬物が化学的に結合することによって不活性な複合物を作るケースもあれば、2つ以上の薬物が1つの受容体を巡って競合するケースもあります。

---

**Note**

### 薬物相互作用

2種類以上の薬剤を使用した時に、一方の薬物単独ではみられない薬理作用の増強や減弱が起こることがある。このような、薬の飲み合わせによって生じる作用を相互作用という。相互作用というと一般に薬と薬を思い浮かべるが、最近は、食物や嗜好品との相互作用も注目されている

**Note**

### 配合禁忌

調剤学用語。処方せんの組み合わせで化学変化による薬効の低下をまねくものをいう

**Note**

### 抗生物質（antibiotics）とは

1941年にS.A.ワクスマンが定義した「微生物によって作られ、微生物の発育を阻止する物質」が原義。ただし、一部にはヒトが産生するものも存在する。フレミングが最初に発見した抗生物質は、アオカビが産生するペニシリンである。初期の抗生物質は抗菌性（antibacterial）を示すものがほとんどである。今日では、「微生物の産生物に由来する化学療法剤」が広義には抗生物質と呼ばれている。そこには、抗ウイルス剤や抗腫瘍剤も含まれる。抗菌剤としての抗生物質は、細菌性の肺炎や気管支炎、中耳炎、敗血症など感染症の治療に用いられる。細菌感染を克服し、平均寿命を大幅に伸ばすことになった大発見であったが、最近ではその濫用が問題視されている

> **ポイント**
> - 協力作用：2種類以上の薬を併用した時、おのおのの作用が増強される
> - 拮抗作用：2種類以上の薬を併用した場合、それぞれの効果を消し合う

■ 図-19　相加作用と相乗作用の違い

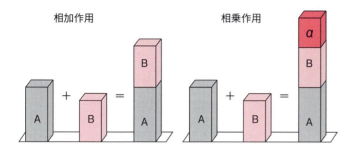

## 相互作用が現れるポイント

　併用した薬の相互作用が現われるポイントは、薬物代謝の流れとも関係しています。以下に、吸収・分布・代謝・排泄、それぞれのポイントにおける代表的な相互作用の例を示しました。

### ●吸収される時の相互作用

　薬を飲んだ場合、食道から胃、さらに小腸へと移動しながら溶けていきます。溶けた薬は、主に十二指腸から小腸で吸収されますが、ある種の薬を一緒に飲むと、吸収されにくくなったり、逆に吸収がよくなったりします。

　代表的なのは、テトラサイクリン系やニューキノロン系の抗菌薬（抗生物質）と制酸薬を併用したケースです。この場合、制酸薬の中に含まれるアルミニウムやマグネシウムなどの金属が抗菌薬と結合し、水に溶けにくいキレートという状態を作ります。これにより、抗生物質は腸管から吸収されにくくなり、抗菌効果が弱まります。

---

**Note**

**抗生物質濫用の危険**

抗生物質を濫用すると、細菌が抗生物質を分解したり無毒化してしまう因子を獲得し、抗生物質の効かない耐性菌（MRSA など）が出現するおそれが増す。実際、医療現場を中心に、多くの抗生物質に耐性を示す多剤耐性菌の存在（院内感染）が問題になっている。MRSA にも効果があるとされたバンコマイシンが効かない腸球菌（VRE）やブドウ球菌（VRSA）なども報告されている

**Note**

**抗菌剤と消毒薬の違い**

抗生物質を含む抗菌剤は、細菌の構造や細菌が増殖するのに必要な代謝経路に作用する。細菌にのみ選択的に毒性を示すため、人体への毒性が比較的少ない化学物質である。アルコール、ポビドンヨードなどのように、単に化学的な作用で細菌を死滅させる殺菌剤、消毒薬とは異なる

**Note**

**テトラサイクリン系抗生物質**

テトラサイクリンは、4つの (tetra-) ベンゼン環からなる有機環の誘導体という意味。蛋白質合成を阻害する。原型となったクロルテトラサイクリンは、ある種の放線菌から1948年に発見され、1950年代に抗生物質として合成された。感染症の予防を目的に家畜の飼料にもしばしば混入され、耐性菌が蔓延する原因の1つとして指摘されている

**Note**

**ニューキノロン系抗生物質**

呼吸器感染症、尿路感染症などをはじめとして、多くの診療科で用いられる経口剤

■ 図-20　薬とマグネシウムがくっついて通れなくなる

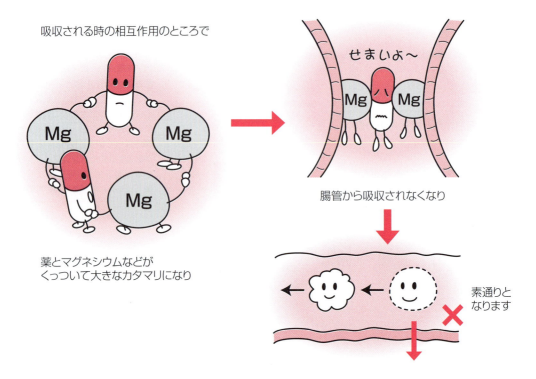

## Column

### ニューキノロン系の「ニュー」って何？

　ニューキノロン系という名称を聞いて、不思議に思う人はいませんか。そう、ニューがあるなら、オールドもあるはず。キノロン系に関するちょっとした開発の歴史をお話しします。
　キノロン系の抗生物質は、ピリドンカルボン酸と呼ばれる共通の骨格を持っています。耐性菌の登場でサルファ剤にかげりのみえた1960年代に、最初のキノロン剤・ナリジクス酸が登場しました。続いて、ピペミド酸などが開発され、これらは「オールドキノロン」と呼ばれます。
　オールドキノロンは、グラム陰性桿菌に抗菌力を示し、主に尿路感染症の治療に使われましたが、グラム陽性菌には効きませんでした。そのため研究者達は、何とかグラム陽性菌にも効く薬はできないかと、改良を続けます。
　1980年代になると、ノルフロキサシン、タリビッド、レボフロキサシン、シプロフロキサシンなどが開発されました。先のオールドキノロンに対し、これらはニューキノロン系と呼ばれます。大きな特徴は、グラム陰性桿菌だけでなく、グラム陽性菌にまで抗菌力を示したことです。これによってキノロン剤のイメージは大きく変わり、適用範囲も広がりました。
　現在、これらニューキノロン剤は経口の抗菌薬として、セフェム剤に次いで多く使用されています。

> Column

## 医薬品医療機器等安全性情報報告制度とは？

1つの薬が誕生するには、安全性・有効性について様々な試験をパスしなければなりません。しかし、新薬承認時には時間的な制約もあり、評価が十分であるとは言いきれません。

承認時の問題点
① Too few　症例数に限りがある
② Too simple　投与方法が単純
③ Too narrow　特殊な症例を除外
④ Too median-aged　小児・高齢者を除外
⑤ Too brief　投与期間が短い

これを見ても分かるように、妊婦・授乳中の人、肝臓・腎臓などの機能が低下している人、重症例などのデータは、発売の時点ではよく分かっていないのが現実です。そのため過去には、新薬が発売されてから、その深刻な副作用などが発見された痛ましい薬害事件も起きています。

日本では、サリドマイドを服用した妊婦から奇形児が生まれた「サリドマイド事件」を教訓として、市場後調査（PMS：Post Marketing Surveillance）が重要視されるようになりました。

厚生労働省では昭和42年から、約3000カ所の医療機関を対象に「医薬品副作用モニター制度」を実施してきました。しかし、それでは不十分だとして平成9年7月からは、従来の各種モニター制度（医薬品副作用モニター制度、医療用具モニター制度、薬局モニター制度）を統合・拡大する形で、「医療品医療機器等安全性情報報告制度」を発足させました。同制度は、平成15年7月の改正薬事法施行に伴い、法制化もされています。

この制度では、医師や薬剤師などの医療関係者に対し、医薬品や医療器具などを使用した結果認められた副作用、感染症、不具合に関する情報を国〔医薬品医療機器総合機構（PMDA）〕に直接報告するよう、求めています。報告する内容は、必ずしも医薬品との因果関係が明確でないものでもかまいません。報告された案件に関しては、必要に応じて専門家が分析し、評価します。

## ●分布における相互作用

吸収され、血液中に入った薬剤は、アルブミンなどの蛋白質と結合したもの（結合型）と、結合していないもの（遊離型）に分かれ、全身の臓器へと運ばれます。結合型は、そのままでは薬としての効果はなく、薬効が期待できるのは遊離型のみです。

2種類以上の薬剤を併用した場合、そのどれかが同じ蛋白質と結合しやすい特徴を持っていたとすると、薬剤同士で蛋白質の奪い合いになります。そして、結合できなかった薬剤は、遊離型になって血中に残ります。そのため、蛋白質結合率の低い薬剤の効き目が強くなります。

こうした相互作用は、結合型の割合がもともと高い薬剤ほど強く出ます。例えば、薬物全体の98％が蛋白質と結合するような薬剤では、残り2％が遊離型になります。しかし、ほかの薬物の影響で96％しか蛋白質と結合できなかったとすると、遊離型は2％から4％に増え、薬効は一気に2倍になります。

この代表例が、抗凝血薬のワルファリンです。ワルファリンはアルブミンとの結合率が90～99％と非常に高く、血液中では大部分がアルブミンと結合しています。しかし、その親和性は低い（結合

> Note
>
> ### ワルファリン
>
> 抗凝血剤。商品名はワーファリン、ワルファリンKなど。プロトロンビンなどの血液凝固因子は肝臓で合成されるが、これにはビタミンKが関与している。ワルファリンは、ビタミンKの作用に拮抗することにより血液の凝固を妨げる。血栓塞栓症の治療や予防などで用いられる

> Note
>
> ### ワルファリンと相互作用
>
> ワルファリンは、他の医薬品との併用によって相互作用が現われやすい薬として知られている。例えば三環系抗うつ薬と併用すると効果が増すことがあり、副腎皮質ホルモン剤と併用すると効果が減ずることがある。ワルファリンを服用している患者がいた場合、看護師は医師や薬剤師に、必ず、その旨を伝えるべきである。下はワルファリンの構造式
>
>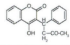

■ 図-21　2つの薬が代謝酵素を奪い合う

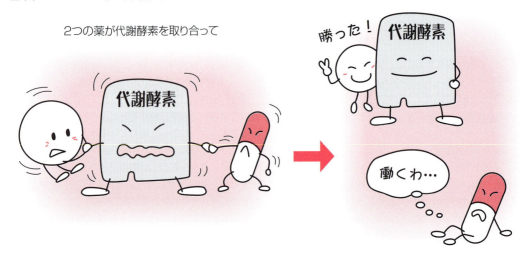

の強さはそれほどでもない）ため、アルブミンと親和性の高い（結合しやすい）ほかの薬物と併用すると、その効果が一気に強くなってしまうことがあります。

●代謝の影響による相互作用

血液に乗って各臓器へと運ばれた薬は、その役目を終えると肝臓に運ばれて代謝されます。この代謝には、多くの薬物代謝酵素が関係しています。薬によっては、この酵素の働きを強めたり弱めたりするものがあります。

薬物代謝酵素の種類は多く、たいていはどんな薬物にも対応できます。しかし、同じ酵素で代謝される薬がやってくると、薬同士で酵素の奪い合いが起こり、酵素をほかの薬に取られてしまった薬の代謝は遅れます。代謝が遅れた薬はその分長く体内に留まることになり、薬効も強まります。

**Note**
**CYPと結合しやすい薬剤**
シメチジン（胃潰瘍治療薬）
イトラコナゾール（抗真菌薬）
クラリスロマイシン（マクロライド系抗菌薬）

**Column**

## アルコールと薬

薬をアルコールで飲んではいけないことは、皆さんもよくご存じのことだと思います。では、どうしてアルコールと薬を一緒に飲むのは危険なのでしょうか。

これには、代謝酵素が関係しています。吸収されたアルコールは、肝臓でアルコール脱水素酵素（ADH）やミクロゾームエタノール酸化酵素（MEOS）などの働きによって分解され、最終的には水と炭酸ガスになって体外へ出ていきます。

問題は、代謝酵素がアルコールだけを代謝する酵素ではなく、ほかの薬物を代謝する酵素でもある、という点です。しかも代謝酵素は、体内にアルコールが存在すると、それを優先的に分解しようとします。

そのため、薬とアルコールを一緒に飲むと、薬の代謝は後回しされてしまい、中毒を起こしやすくなるのです。

このような場合、単独で薬を使用するのと同じ用量を使うのは危険です。薬が蓄積して効き過ぎてしまったり、副作用が強く現われてしまったりするからです。

薬のなかには、代謝酵素をたくさん作り出す成分を含むものもあります。これを、「酵素誘導」と呼びます。

このような薬をほかの薬物と併用した場合、作られた代謝酵素によってほかの薬の代謝が促され、その作用が弱まります。

●排泄における相互作用

代謝された薬は、主として腎臓から排泄されます。排泄の過程でも、相互作用は起こります。

腎臓の尿細管では、生体にとって「必要なもの」と「不要なもの」を分け、不要なものを尿中に汲み出すことで体外へ排泄しています。血液中から不要なものを尿細管へ捨てる作業を「分泌」、いったん捨てたものを血液中へ戻す作業を「再吸収」と呼んでいます。

一部の薬剤は、この分泌や再吸収に係わる過程を阻害する働きを持っています。こうした薬剤を同時に使うと、薬物の排泄が遅れ、薬剤の血中濃度が過度に高くなってしまいます。

■ 図-22 薬物代謝と排泄の関係

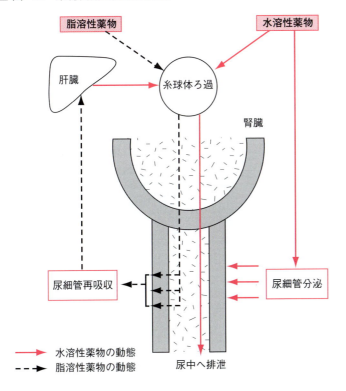

> **Note**
> **酵素誘導する薬**
> フェノバルビタール（てんかん薬）やリファンピシン（抗結核薬）などがよく知られる。抗凝血薬のワルファリンとリファンピシンを併用すると、ワルファリンの薬効が弱まる

> **Note**
> **併用に注意する薬物**
> ・睡眠薬・抗不安薬・鎮静薬・アルコール飲料は中枢を強く抑制するため、併用は危険である
> ・糖尿病患者をインスリンで治療している際に、アドレナリンβ受容体遮断薬（プロプラノロール）などを投与すると、肝臓の血糖保持機能が障害を受けるため、血糖が急激に低下して危険である
> ・ストレプトマイシン・カナマイシン・ゲンタマイシンなど、アミノグリコシド系抗生物質は、腎毒性・耳毒性がある。これらの抗生物質と、ループ利尿薬を併用すると毒性がさらに強くなるので危険である

> Column

### 薬と一緒に飲んだり食べたりしちゃいけないものって？

「薬と薬」ならぬ、「薬と食べ物」の相互作用があるって、知っていますか。有名なのは、グレープフルーツです。高血圧や狭心症の治療に使われるカルシウム拮抗薬をグレープフルーツジュースで飲むと、薬の血中濃度が高くなり、頭痛やふらつき、心拍数の増加などの副作用が出ることが報告されています。

これには、グレープフルーツに含まれる成分（フラノクマリン）が関与しています。これらの苦味成分は、薬の代謝を阻害したり、腎臓などの排泄チャネルにも関係し、薬の排泄を阻害したりする作用を持っています。

蛋白質、脂質、カルシウムなどの栄養素を多く含む牛乳も、要注意です。真菌症治療薬のグリセオフルビンのように、油に溶けやすい薬を牛乳と一緒に飲むと吸収が高まり、中毒を起こす危険があります。逆に、テトラサイクリン系抗生物質やニューキノロン系抗菌薬と牛乳を一緒に飲むと、牛乳の中のカルシウムや鉄と反応して吸収が抑えられ、効果が現われにくくなります。

鎮痛薬などの刺激の強い薬を飲む場合、胃粘膜を保護するために、わざと牛乳で飲むことを勧める場合もあります。しかし、原則として、水やぬるま湯以外の飲みもので薬を飲むのは、やめたほうがいいでしょう。

食べ物では、納豆とワルファリンの相互作用が有名です。納豆に含まれる納豆菌は、腸の中でビタミンKを大量に作ります。ワルファリンは、血液凝固因子の生成に関与するビタミンKの働きを抑え、血液を固まりにくくする薬。納豆を食べながら服用すると、せっかくビタミンKの働きを薬で抑えても効果がなくなってしまいます。

納豆と同様の相互作用は、ビタミンKを多く含むブロッコリーやほうれん草、キャベツなどの黄緑色野菜、健康食品のクロレラなどをたくさん食べても起こります。

そのほか、注意しなければならない薬と食品の組み合わせには、鼻炎に使われるフェニルプロパノールアミンとチーズやワイン、などが指摘されています。

■ 図-23

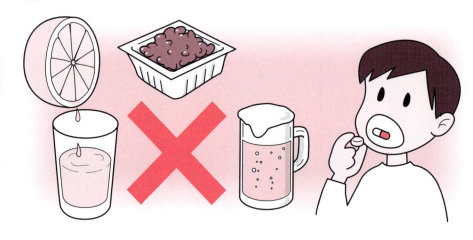

## 相互作用を防ぐ方法は？

相互作用が問題になるのは主に、新たな薬を使い始めた時です。薬が追加されることにより、今まで気づかなかった作用が現われることがあるからです。反対に、薬の種類を減らした場合も注意が必

要です。これまで相互作用によってある薬の作用が弱められていたのが、薬物の種類が減ることで、急に効果が強まったりするからです。

注意しなければならないのは、内科と眼科・耳鼻科など、患者が複数の医療機関・診療科にまたがって治療を受けている場合です。別々の医師から薬が処方された場合、相互作用をチェックするのは難しくなります。患者がどのような医療機関に通っていて、どのような薬を処方されているか、また、市販されている大衆薬やサプリメントを常用してないかについて、できるだけ話を聞くようにしましょう。

また、そのような情報は医師や薬剤師にもできるだけ詳細に伝えるよう、患者に指導してください。

---

**Note**

### 相互作用が関係した
### ソリブジン事件

ソリブジンは、免疫力が低下した癌患者や手術後の患者に出やすい帯状疱疹の新薬として開発された。内服で使用できるうえ、既存の抗ウイルス剤よりも1日あたりの服用量が少なくて済むため注目されたが、1993年9月の発売後1年間に十数人の死者を出し、社会的な問題になった。原因は、フルオロウラシル系の抗癌剤を服用している患者に、抗ウイルス薬であるソリブジンを使用したこと。ソリブジンは、これら抗癌剤を代謝する酵素の働きを抑える作用があったため、抗癌剤が蓄積して毒性が現れたものとされている

# 6 薬の有害作用とアレルギー

## 薬には必ず副作用がある

　薬は、血流に乗って全身へと運ばれます。このことは、すべての薬に副作用が存在する大きな理由にもなっています。

　皆さんもよくご存じのように、血液が運ぶ主な物質は酸素と栄養素です。この2つは、全身のどの細胞も必ず必要とするものです。従って、血液が運ぶものには荷札がありません。つまり、基本的には、何をどの臓器のどの細胞に運ぶか、決まっていないのです。

　一部には、例外的に身体のどの部位に働くか、あらかじめ決まっている薬もあります（選択作用）。局所麻酔のようなものです。しかし、一般的に薬の作用は全身に存在する受容体のすべてに作用します（非選択作用）。

　すべての受容体に作用するということは、薬が必要でない臓器や器官にも薬が効いてしまうということを意味します。このように、治療目的とは関係なく効いてしまう効果を、副作用と呼びます。

## 有害作用とは何か

　主作用、副作用に対し、有害作用という言葉もあります。副作用と有害作用の違いは何なのでしょうか。

　有害作用とは文字通り、薬によってもたされた「望ましくない効果」を指します。先ほど説明したように、副作用は望ましくない効果として現われることもありますが、ほかの治療目的に照らして考えれば、「望ましい効果」である場合もあります。

　これに対して有害作用とは、通常の用量を用いても害となる効果が現われることをいいます。有害作用には、薬物に対する過剰反応やアレルギーなど、様々なものがあります。

　例として、テトラサイクリン系抗生物質の有害作用を挙げてみましょう。これら抗生物質の内服を続けると、胃腸の粘膜が過度に刺激を受けるため、悪心や嘔吐、下痢を起こします。また、テトラサイクリンは腎臓や肝臓を障害し、肝実質性の黄疸を起こします。

> **ポイント**
> ・有害作用とは、常用量を用いても有害な効果が現れること

---

**Note**

**薬が持つ3つの作用**
**主作用**：治療目的にかなった作用
**副作用**：治療目的と関係なく現れる作用
**有害作用**：常用量でも現れる人体に有害な作用のこと

## Column

### 薬の価格はどうやって決まるの？

　日本人であれば、必ず何らかの医療保険に加入し、誰でも平等に、安心して医療を受けることができます。これを国民皆保険制度と呼んでいます。

　医療保険の財源は主に、保険料でまかなわれています。医療機関が患者の治療を行った場合には、医薬品の購入代金や技術料として、一定の報酬が医療機関へ支払われるようになっています。

　保険ですから当然、病院間からバラバラの値段で請求されたのでは困ります。そこで、国が保険で使える薬の品目と価格を決めました。これが「薬価基準制度」と呼ばれるものです。

　医療保険から医療機関に支払われる薬の購入代金は、この国によって定められた薬価に基づいて支払われます。しかし、医療機関が卸業者から薬を仕入れる価格は、自由市場によって決まります。つまり、よりたくさんの医薬品を購入できる医療機関は、より安く医薬品を購入することができるのです。

　この実際に取引した価格と、国によって定められた薬価の差（薬価差）も、医療機関の利益になります。こうした利益の仕組みが存在することは、医療機関が無駄な医薬品を大量に購入して患者に処方したり、比較的薬価差の大きい医薬品だけを購入したりするなど、様々な問題もひき起こしています。

　このため、国はなるべく薬価差をなくそうと、2年に1度の薬価改定で薬の価格を引き下げ続けています。薬価の引き下げには、膨張し続ける医療費抑制の狙いもあります。

　製薬業界は、毎回のように薬価が引き下げられることについて強く反発しています。高い価格の新薬だけを開発したり、儲からない薬から撤退したりするなど、弊害も出ています。

　ドイツでは、医薬品について保険で支払う上限額（給付基準額）を政府が定め、上限額以下で購入した場合には購入額が保険から支払われます。また、上限額を超えた価格で購入した場合には、上限額が保険から支払われ、超えた分は患者から徴収します。医療費抑制が大きな課題となるなかで、医療保険制度のあり方や薬価制度のあり方を巡っては、今後も議論が続くでしょう。

## 薬物アレルギーが起こる機序

　病理学で言うアレルギー反応は、免疫反応による抗原・抗体反応の一種です。抗原となる薬物を感作すると体内の抗体が反応し、その結果、発熱や炎症などの反応が起こります。

　薬物アレルギーで最も多いのは皮膚反応です。一時的な発疹から、1 ～ 2週間は継続する紫斑、さらには皮膚がはげ落ちてしまう重症のケースまで様々です。

　ペニシリン系やセフェム系の薬によるアナフィラキシーショックは、生命に係わる危険性があるので、注意が必要です。

## 薬物依存とは、どういう状態を指すか

　タバコやアルコール、コーヒーなどを続けて飲んでいると、それを飲まずにはいられなくなることがあります。このように、ある薬物を繰り返し用いる（連用）ことで、その薬物に対して依存的な感情が生まれることを、精神的な依存といいます。

　タバコやアルコールのほか、睡眠薬などでも、このような精神依

---

**Note**

### 薬物アレルギー

薬物を抗原とした場合の抗体反応によって起こる。用量依存性の過剰投与と用量非依存性の薬物アレルギーがある

**Note**

### セフェム系抗生物質

セファロスポリン、およびセファマイシンの類似化合物の総称。その抗菌力や抗菌スペクトルについて改良が繰り返され、現在では多種多様なセフェム系抗生物質が販売・使用されている。消化管吸収は悪いが、副作用が少ない特徴がある

存が見られます。

　また、ある種の薬物では、使い続けることで肉体そのものに強い習慣性がついてしまい、薬物の投与を中断すると、退薬症状（禁断症状）などが現われる場合があります。ここまで至った状態を、身体依存といいます。モルヒネなどの麻薬を常用していると、こうした身体依存が強く現れます。

## Note

### 薬物依存の種類

**精神的依存**：薬物がほしくてたまらないという気持ちだけを持つ

**身体的依存**：退薬症状（禁断症状）など、生体機能の障害を伴うもの

第2部

# それぞれの薬を
# 理解する

# 中枢神経に作用する薬

## 神経系の分類と呼び方

　神経系は大きく分けて、脳や脊髄などの中枢神経とそれ以外の末梢神経に分類されます。神経系の分類はそれ以外にもあり、少し複雑なので整理してみましょう。

### ❶ 信号の方向による分類：求心性神経・遠心性神経

　求心性神経・遠心性神経という分類は、脳や脊髄など中枢を基点とし、単純に電気信号がどちらの方向に向かっているかによって分類した呼び方です。中枢へ向かって信号を送るのが求心性神経、中枢神経が下した判断を末端へと伝えるのが遠心性神経です。

### ❷ 分布先による分類：体性神経・自律神経

　神経が分布する先の筋肉による分類です。私達の体を構成している筋肉には、大きく分けて随意筋と不随意筋という2種類の筋肉があります。随意筋は自分の意思で動かすことのできる筋肉、不随意筋は自分の意思でコントロールできない筋肉です。
　随意筋に向かって命令を出すのは、体性神経。内臓や心臓の筋肉などの不随意筋に対して命令を出す神経系は、自律神経です。

### ❸ 出入りする中枢神経による分類：脳神経・脊髄神経

　これは、出入りする中枢神経が脳なのか脊髄なのかによる分類です。脳に出入りする脳神経は左右12対あり、主に頭部や顔面、頸部を支配しています。脊髄神経は左右31対からなり、それぞれ対応する脊椎の番号がつけられています。

> **Note**
> **神経細胞の特徴**
> **中枢神経**：頭蓋骨の中から脊髄にかけての神経。感覚神経からのシグナルを認識し、体性神経（運動神経）に命令を下したり、自律神経を介して内臓の働きを調節したりする
> **末梢神経**：中枢神経に出入りする神経。中枢神経からの情報を様々な内臓や筋肉に送る通り道、あるいは感覚器からの情報を中枢神経へ送るための情報の通り道

■ 図-1 脳の区分

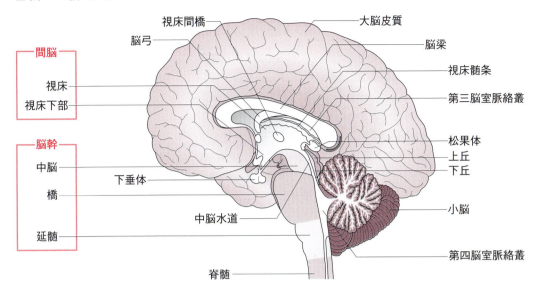

## 中枢神経の働き

感覚器がキャッチした「刺激」は、末梢神経を通って中枢神経へと伝わります。中枢神経とは、脳と脊髄です。外部からの情報を受け取り、分析し、必要に応じて身体の各所に命令を下す司令塔です。

中枢神経系に分類される脳や脊髄の機能を、細かく見ていきましょう。

### ❶ 大脳：意思や感覚を司る

脳のうち最も大きい大脳は、脳の最上部、表面に近い部分を指します。ちょうど脳のほかの部分を覆うように、マッシュルームの傘のような形をしています。大脳縦裂を境に、右半球、左半球に分けられます。

表面の灰白色の部分は大脳皮質といい、回と呼ばれる盛り上がった部分と、裂と呼ばれる溝が入り組んだ構造になっています。

大脳皮質は、それぞれを覆う頭蓋骨の名称に従い、前頭葉、頭頂葉、側頭葉、後頭葉に区分されます。葉はさらに、運動野、感覚野、視覚野、聴覚野などに分かれ、おおむね前のほうが運動や思考、創造など出力に関する部分、後ろのほうが聴覚や視覚など情報を受け取る入力系になっています。

> **Note**
> **中枢神経作用薬**
> 中枢神経系に作用してその機能を抑制したり、あるいは興奮させたりする。薬物として用いられるのは中枢神経抑制薬が圧倒的に多い

## ❷ 間脳：自律神経系の調節を司る

　間脳は、大脳の傘の下、ちょうど隠れた部分を指します。その構造は、主に視床と視床下部に分かれます。

　視床は、感覚系の神経経路の中継地点です。嗅覚を除くすべての神経線維が、ここを通って大脳皮質へと向かいます。視床は、届いた情報の快・不快を認識することができますが、どの部分から届いた情報かなどの細かい分析はできません。

　視床下部は、自律神経の最高中枢とも呼ばれます。視床下部の下には、小指の頭ほどの大きさの下垂体がぶら下がっています。食欲、性欲、疼痛、快感などの中枢は視床下部にあり、体温や体液のバランス、代謝など自律神経系のコントロールに関係しているのも、視床下部です。

## ❸ 脳幹：呼吸や血圧など、生命維持機能を司る

　脳幹は、間脳を支える幹のような形をしています。上のほうから、中脳、橋、延髄に分けられます。

　中脳は、視覚反射や眼球運動に関係する中枢です。延髄は脳幹の一番下に位置し、脊髄との境界はあいまいです。そのほとんどは神経線維の束で構成されており、呼吸や心拍、血圧、嚥下、嘔吐など生命維持に関する最低限の機能はすべて、この延髄がコントロールしています。

　橋は、脳幹の丸く突き出た部分です。橋を含む脳幹全体には網様体と呼ばれる灰白質もあり、この部分は、意識や覚醒、睡眠のサイクルなどに関係しているといわれています。

## ❹ 小脳：骨格筋の運動を司る

　小脳は、後頭葉の下に位置し、カリフラワーのような外観をしています。運動にあたっての微妙な筋力の調整や筋緊張の制御、筋力のバランスなどをとるために働いています。

　構造的には、大脳と同じように左右の半球があり、表面は小脳皮質と呼ばれる灰白質で覆われています。内耳の平衡感覚や眼、骨格筋などからの神経線維は、この小脳に集まっています。

## ❺ 脊髄：反射を司る

　脊髄は、脳幹から腰の下あたりまで約42cmに渡って続く、白い円柱状の器官です。

　末梢の感覚器から伝えられた情報は、脊髄を通って脳へ行き、脳からの命令もまた、脊髄を通って末梢へと伝えられます。従って脊髄は、末梢から脳へ情報を送る神経線維の束と、脳から末梢へ情報を送る神経線維の束で構成されます。また、熱いものに触れた時、とっさに手を引っ込めるような反射を司る中枢は、脳ではなく脊髄にあ

ります。

■ 図-2　脳神経12対と脊髄神経31対

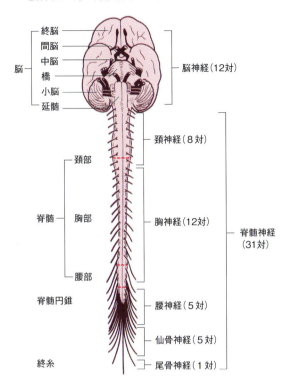

## 中枢神経系の情報伝達

　神経細胞と神経細胞の情報交換は、シナプスで行われます。シナプスとは、神経細胞と神経細胞の間にある、ごくわずかな隙間です。

　神経細胞の軸索を伝わった電気信号は、軸索の終末まで来ると、神経伝達物質という化学信号に変わります。終末にはシナプス小胞と呼ばれる小さな袋があり、電気信号がそこに到達すると、その袋が開いて神経伝達物質が放出されます。

　放出される神経伝達物質には、いくつかの種類があります。神経細胞が中枢か末梢かによっても違いますし、どこの器官にどのような情報を伝えるかによっても、放出される物質が異なります。

　中枢神経の主な伝達物質は、アミノ酸類（グルタミン酸、γ-アミノ酪酸〔GABA〕）、アミン類（アセチルコリン、ノルアドレナリン、ドパミン、セロトニン、ヒスタミン）、ペプチド類（オピオイドペプチド、サブスタンスP）、プリン類（ATP、アデノシン）などです。中枢神経は、これらの伝達物質が受容体に結合することで興奮または抑制されます。

　こうした神経伝達物質が放出されると、その細胞とシナプスを形成する神経細胞がそれをキャッチします。神経伝達物質の種類に

> **Note**
> **活動電位の発生**
> 活動電位は神経細胞の軸索突起の根本で発生し、軸索を伝わってシナプス前部に達する

よってそれを受け取る受容体も決まっていて、担当する物質が来ると細胞膜にあるチャネルが開いたり、細胞内でセカンドメッセンジャーが合成されたり、細胞内で特定の酵素活性が変化したりします。

後に詳しく説明しますが、薬物療法では、このシナプスでの神経伝達物質の受け渡しがとても大きな鍵を握ります。

中枢神経系の病気には、こうした伝達物質の異常が関係しています。つまり、ある種の病気は、こうした伝達物質が多すぎたり少なすぎたりすることにより、神経の情報伝達や脳の精神活動に障害が起こります。

従って、中枢神経の機能障害を薬物治療する方法も、大きく分けて2つです。1つは中枢神経の興奮を促す薬剤を投与する方法、もう1つは中枢神経の興奮を抑える薬剤を投与する方法です。

■ 図-3　シナプスでの情報伝達の一例

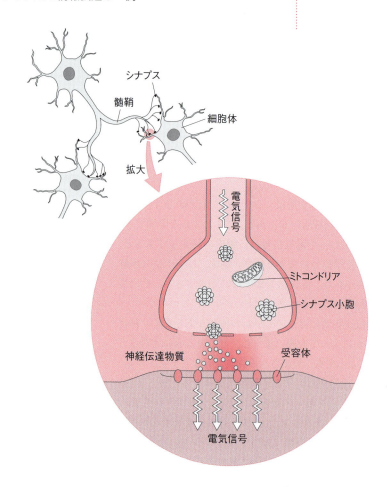

■ 表-1　伝達物質の異常による脳の病気

| 代表的な疾患 | 伝達物質 | 異　常 |
|---|---|---|
| 統合失調症 | ドパミン | ↑ |
| | セロトニン | ↑ |
| うつ病 | セロトニン | ↓ |
| | ノルアドレナリン | ↓ |
| パーキンソン病 | ドパミン | ↓ |
| | アセチルコリン | ↑ |

↑：伝達物質の作用が増強
↓：伝達物質の作用が低下

## Column

# 血液 - 脳関門（BBB）とは？

　生体が生きていくために、脳はとても重要な部分です。従って、生体には脳を保護するための様々な仕組みが備わっています。その1つが、血液 - 脳関門（BBB）です。

　BBBの存在に気づくきっかけとなったのは、19世紀後半に細菌学者パウル・エールリッヒが行った組織の染色実験でした。アニリンを使用して染色すると、脳だけが染色されなかったのです。この時エールリッヒは、この現象をアニリンの特性によるものだと思っていました。

　BBBの存在が明らかになったのは、1913年。エールリッヒの教え子、エドウィン・ゴールドマンが、脊柱に直接染料を注入すると脊柱と脳は染色されるのに、ほかの組織は染色されないことを発見したこ

とによります。この時、染色された部分とそうでない部分の間に膜のようなものはなく、血管がその役割を担っているものと推測されました。この推測が正しいことが証明されたのは、走査型電子顕微鏡が発明された1960年代のことです。

　ゴールドマンの推測通り、脳の毛細血管壁はほかの毛細血管と比べて透過性が低く、水溶性薬物、イオン化している薬物、分子量500を超える蛋白質などは、この壁を通り抜けることができません。

　神経系の情報伝達には電気信号と化学物質が関与しているため、脳の血管にほかの臓器や器官と同じように様々な物質が流れ込むと、神経系の情報伝達が乱れ、ホメオスタシスを維持できなくなってしまうからではないか、と考えられます。

## Column

## 活動電位と脱分極

　神経系の情報伝達には、脱分極と呼ばれる現象が関係しています。脱分極とは、細胞膜を境とし、外部に対して生じている負の電位が正の方向に変化すること。どういうことか、詳しく説明しましょう。

　細胞膜には通常、カリウムやナトリウムイオンを選択的に通す穴（チャネル）がいくつも存在しています。細胞内液を構成する主要な陽イオンはカリウムイオンであり、細胞外液を構成する重要な陽イオンはナトリウムイオンです。

　細胞膜にあるチャネルは、必要に応じて閉じたり開いたりすることで、ポンプとしての役割を果たします。つまり、エネルギーを使ってナトリウムイオンを細胞外へくみ出したり、カリウムイオンを細胞内に取り込んだりしているわけです。

　ポイントは、カリウムイオンが常に通過できるチャネル（漏洩チャネル）があることです。従って、特に刺激のない状態では、カリウムイオンは濃度の高い細胞内から濃度の低い細胞外へと流れる傾向があります。その結果、細胞膜の内側は、細胞の外側に対してマイナスの電位を帯びた状態になります。これを、分極と呼んでいます。

　神経伝達物質が受容体に接合すると、それが刺激となってこの分極に変化が生じます。まず、ふだんは開きにくいナトリウムイオンのチャネルが開き、細胞の外にあったナトリウムイオンが一気に細胞の中へと流れ込みます。陽イオンであるナトリウムイオンが入ってくると、細胞内の電位もマイナスからプラスへと一気に逆転します（脱分極）。

　すると今度は、細胞内の陽イオンが増えすぎてしまうので、細胞内に残っていたカリウムイオンがチャネルを通って細胞の外へとくみ出されます。このことによって細胞内は、正に逆転した電位が再び負の電位へと変化します（再分極）。

　この負から正へ、そして正から負へという一連の変化を、活動電位と呼んでいます。

　言い換えると活動電位とは、細胞膜にあるなかなか開かないナトリウムチャネルが次々とこじ開けられることによって起こる現象、とも言えるでしょう。

■ 図-4　活動電位

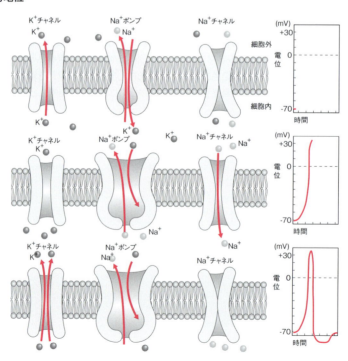

# 向精神薬とは何か

向精神薬とはその名の通り、精神の働きに影響を与える薬の総称です。精神科の治療で用いられる抗精神病薬は、向精神薬の一種です。

以下に、主な向精神薬とその特徴を挙げました。

## ① 抗精神病薬

精神病治療薬は、精神病のうち、統合失調症の治療に使われる薬です。メジャー・トランキライザー（強力な精神安定剤）と呼ばれることもあります。

統合失調症は、脳の活動に異常が起きて、妄想や幻覚などのⅠ型症状や情鈍麻などのⅡ型症状が現れる病気です。それによって思いこみが激しくなったり、人づきあいが難しくなったりもします。

統合失調症が起こるメカニズムは、まだ完全には解明されていません。しかし、Ⅰ型症状には脳内のドパミンが、Ⅱ型症状にはセロトニンが作用しているという説が有力で、現在はそれに基づく薬物療法が広く行なわれています。

ドパミンはそれ自体が神経伝達物質であるほか、ノルアドレナリンやアドレナリンの前駆物質（その一歩手前の物質）としても知られています。抗精神病薬の多くは、ドパミンが結合する受容体を遮断することで、ドパミンの働きを抑えます。

また、抗精神病薬のなかには、セロトニンの働きを抑える薬もあります。

### ＜副作用＞

抗精神病薬の特徴は、脳内のドパミンの作用を抑えることにありますが、その結果、様々な副作用も生じます。手足が震えるパーキンソン症候群や、そわそわして落ち着かなくなるアカシジア、自分の意思に関係なく口のまわりがモグモグと動いてしまうジスキネジアなどが、代表例です。また、便秘や悪性症候群なども生じます。

## ② 抗うつ薬

抗うつ薬はその名の通り、うつ病の治療で使用される薬です。うつ病は決して珍しい病気ではなく、生涯罹患率は男性で4〜12％、女性は10〜25％です。現代では、「心の風邪」と言われるほどです。

うつ病に特徴的な症状としては、気分障害があります。「憂うつ」「将来に希望が持てず悲観的になる」「意欲の減退」「興味・関心の低下」などの症状が現れます。そのほか、不眠や食欲不振を訴えるケースや、自殺しようとする患者もいます。

うつ病がなぜ起こるのかについては諸説ありますが、現在のところ、中枢神経の伝達物質であるノルアドレナリンとセロトニン系の

---

**Note**

### カフェインがもたらす作用

大脳の興奮で思考・判断力がなくなり、眠気・疲労感がとれる

---

**Note**

### 統合失調症

妄想や幻覚などの多彩な症状を示す精神疾患の1つ。WHO 国際疾病分類第10版（ICD-10）では F20。2002年までは精神分裂病と呼ばれていた。発病率は全人口の1％程といわれており、決して珍しい病気ではない

---

**Note**

### 統合失調症のⅠ型・Ⅱ型症状と治療薬

Ⅰ型症状（陽性症状）：幻覚や妄想などの偏執狂・緊張病型の急性統合失調症に特徴的な症状。知的障害は伴わない
→抗精神病薬（ドパミン受容体遮断薬）が有効。生活療法を併用
Ⅱ型症状（陰性症状）：情動鈍麻など、破瓜型に特徴的な症状。知的障害を伴うことがある
→非定型抗精神病薬（ドパミンおよびセロトニン受容体遮断薬）に反応する

---

**Note**

### うつ病

治療の基本は、患者をストレスから解放することである。うつ病の患者は責任感が強いので、励ましてはならない。具体的には、「頑張れ」という言葉等が患者を追いつめるので、注意が必要である。励ますと余計に責任を感じてしまい、それがストレスとなって病状が悪化し、最悪の場合は自殺してしまうこともある

機能低下が原因ではないか、という説が有力です。この説に従った薬物療法も行われ、その有効性は臨床的にも実証されています。

抗うつ薬として最も古いのは、イミプラミン（トフラニール）やアミトリプチリン（トリプタノール）など、3つのベンゼン環からなる三環系抗うつ薬です。神経の終末からいったん放出されたノルアドレナリンやセロトニンが再吸収されるのを妨害し、脳内のノルアドレナリンやセロトニンの働きを活性させ、気分を高揚させる効果があります。また長期的には、ノルアドレナリンやセロトニンの受容体そのものを減らす効果もあります。

しかし、三環系抗うつ薬は、効果が出るまでに2〜3週間かかることから、速効性のあるミアンセリン（テトラミド）など、四環系抗うつ薬も開発されています。問題は、いずれもその副作用です。三環系や四環系の抗うつ薬は、同時に強い抗コリン作用（副交感神経の興奮を抑える作用。詳しくは第2章を参照）を持っているため、「ひどく口が渇く」「便秘になる」「尿が出にくい」などの症状が現れます。

最近では、より副作用を少なくした抗うつ薬（SSRIやSNRI）＊も開発されています。セロトニンの再吸収だけを抑えるSSRIは、抗コリン作用がなく、副作用も軽いのが特徴です。

＜三環系抗うつ薬の副作用＞

抗コリン作用も強いため、めまいなどの転倒事故を起こしやすく、高齢者には適していません。また、緑内障の患者には、眼圧が上昇するため禁忌とされています。

> **Note**
> ＊SSRI（selective serotonin reuptake inhibitor：選択的セロトニン再取り込み阻害薬）
> SNRI（selective noradrenaline reuptake inhibitor：選択的ノルアドレナリン再取り込み阻害薬）

■ 図-5　抗うつ薬が働く仕組み

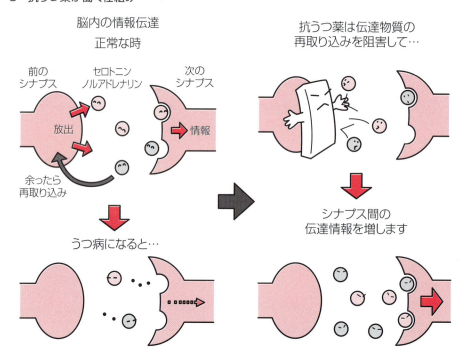

## ❸ 抗不安薬

　抗不安薬は、不安を緩和するだけでなく、緊張をほぐし、焦りなどを感じなくさせる効果があります。日常生活を送っていれば、どんな人でも不安になることはあります。しかし、それが過剰に現れる場合には、神経症と診断され、薬物療法が必要になることもあります。

　最近の脳神経学では、精神的に不安な状態になると、脳内の伝達物質であるノルアドレナリンやセロトニンが過剰になることが分かっています。従って薬物療法では、これらをいかに抑制するかにより、不安をコントロールします。

　抗不安薬が作用する機序には、GABA（γ-アミノ酪酸）が関係しています。GABAはアミノ酸の一種で、シナプス終末から放出されて特定の受容体と結合すると、主に抑制性の神経伝達物質として機能します。

　1950年の終わりに登場したベンゾジアゼピン系（ジアゼパム、エチゾラム、ロラゼパム）は、脳内のベンゾジアゼピン受容体に結合し、不安を抑える薬です。この受容体はGABAの受容体とくっついていて、ベンゾジアゼピン系薬物がその受容体に結合すると、GABAの作用を強め、ノルアドレナリンやセロトニンの過剰な働きを抑えてくれます。

　ベンゾジアゼピン系薬物には、抗不安作用のほか、けいれんを止めたり、筋肉を弛緩させたり、催眠を促す作用もあります。

### ＜ベンゾジアゼピン系抗不安薬の副作用＞

　眠気やふらつき、健忘を起こすことがあります。比較的依存性は少ないとされていますが、大量に連用すると、退薬症状が現れることがあります。

---

**Note**

### GABA

γ-アミノ酪酸には、4種類の異性体が存在する。英語名のγ (gamma)-aminobutyric acid の頭文字をとった略称 GABA（ギャバと読む）が、一般的に広く用いられている。脊椎動物の中枢神経系では主に海馬、小脳、脊髄などに存在し、また節足動物・甲殻類でも神経伝達物質として用いられている

■ 図-6　ベンゾジアゼピン系抗不安薬のメカニズム

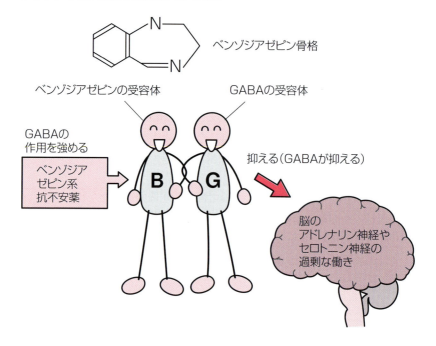

### ④ 催眠薬

　不眠とひとくちに言っても、そのタイプは様々です。寝付きが悪い人もいれば、途中で目が覚めてしまう人、朝、やたらに早く目が覚めてしまう人、もしくは夢ばかり見て眠りの浅い人もいます。これらを総称して一般に不眠症といい、不眠症に処方される代表的な薬が催眠薬です。

　眠りは通常、ノンレム睡眠から始まり、次第に深さを増していきます。寝付いてから1時間ほどするとレム睡眠になり、これが約20分間繰り返された後、ノンレム睡眠とレム睡眠が交互に繰り返されて朝を迎えます。

　何らかの原因でこの眠りのリズムが乱れると、身体的不快感や感覚の異常、自殺志向などが現れることがあります。

　催眠薬として最もよく使用されるのも、先に挙げたベンゾジアゼピン系薬物です。催眠薬として使用されるのは、ゾルピデム（マイスリー）やブロチゾラム（レンドルミン）、トリアゾラム（ハルシオン）などです。大脳辺縁系を抑制し、不安や緊張を和らげる効果があります。

　具体的にどの薬物を使用するかは、それぞれの薬物の生物学的半減期（作用持続性）と患者の症状によって判断します。寝付きの悪い患者には速効性のあるものを、朝早く目が覚めてしまうような患者には遅効性のある薬剤を投与します。

　催眠薬にはほかに、脳幹の網様体に作用して覚醒機能を抑えるバ

> **Note**
> **不眠症のパターン**
> **入眠障害**：なかなか寝付けないが寝てしまえば熟睡できる→超短時間型作用薬（入眠薬）
> **熟眠障害**：寝ても熟睡できず夢ばかりみているような状態→睡眠作用の強い長時間～中間型作用薬（熟眠薬）
> **中断型睡眠障害**：何度も覚醒し、その後入眠できない型の障害。高齢者やうつ病患者に多い→遅効性で長時間型の催眠薬（持続催眠薬）

ルビツール酸誘導体もあります。しかし、このタイプは薬物依存性が高く、レム睡眠を短くするなどの欠点があるため、ベンゾジアゼピン系薬物が開発されてからはほとんど使用されていません。

■ 図-7　ベンゾジアゼピン系薬物の作用

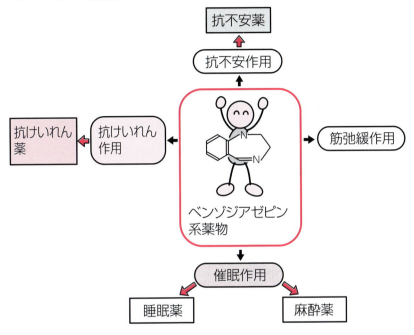

## Column

### レム睡眠とノンレム睡眠

　人間の睡眠は7〜8時間が適切だといわれています。眠っている人脳波を調べてみると、眠りの深さは一様ではなく90〜120分のリズムがあります。また、睡眠はレム睡眠とノンレム睡眠の2種類に分けられ、レム睡眠の割合は年齢によって変化します。新生児：50％、成人：20〜25％、高齢者：13〜15％です。

　レムとは Rapid Eye Movement の略で、眠っていても眼球は素早く動いています。血圧、心拍数および呼吸が変動し、筋緊張の低下、体動の増加があります。覚せい状態に近い脳波示しますが、実際には目覚めにくい状態です。この時期に夢をみます。

　一方、ノンレム睡眠では心臓の拍動は遅くなり、ゆっくりと規則正しい呼吸を繰り返します。居眠りの多くは、ノンレム睡眠です。

　一般的には、寝付いてからだいたい1時間ほどでレム睡眠になり、その後20分ほどノンレム睡眠になります。一晩にレム睡眠とノンレム睡眠を交互に4〜5回ほど繰り返して朝を迎えます。

■ 図-8　レム睡眠とノンレム睡眠

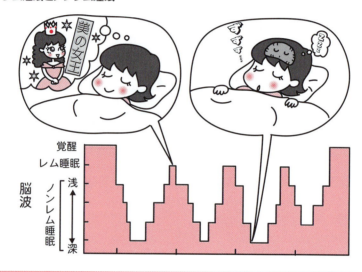

## 正常な細胞に働き、異常な細胞の興奮をシャットアウトする抗てんかん薬

　てんかんの発作は、脳細胞の一部が電気的に異常に興奮し、それが脳全体に広がることで起こります。意識がなくなる場合となくならない場合（またはなくなってもごく軽い場合）があります。さらに、意識がなくなる場合に関しては、全身のけいれんを起こす強直間代性発作（大発作）と、けいれんは起こさず意識がなくなるだけの欠神発作（小発作）があります。

　抗てんかん薬のメカニズムは大きく分けて三つあります（図-9）。

①ナトリウムチャネルの抑制：ニューロンの不応期を延長し、異常な高頻度の活動を選択的に抑制します。バルプロ酸、フェニトイン、カルバマゼピン

> **Note**
>
> **てんかん**
>
> てんかんとは、脳波の異常を伴う発作的な脳の機能異常が反復して起こる慢性の疾患である。発作の症状としては、単なる一時的な身体的変化や意識消失のないものから、意識消失を伴う全身けいれんに至る広い範囲のものがある。疫学的に最も多い神経疾患の1つであり、人口の0.5〜1％程度の有病率を示す

②γ-アミノ酪酸(GABA)様作用：抑制性伝達物質である GABA の作用を増強します。ジアゼパム

③T 型カルシウムチャネルの抑制：欠神発作（小発作）の意識消失および 3 サイクルの異常脳波発生の原因である視床の T 型カルシウムチャネルを抑制します。バルプロ酸、エトスクシミド

てんかんの治療薬は発作の型によって有効な薬物が異なります。複雑部分発作（精神運動発作）：カルバマゼピン（テグレトール）。欠神発作（小発作）：バルプロ酸（デパケン）、エトスクシミド（ザロンチン）。強直間代性発作（大発作）：バルプロ酸、フェニトイン（アレビアチン）。また、相互作用が問題となることが多いため併用療法は行わず、1 種類の薬物で治療するのが基本です。加えて、発作をコントロールするために長期間使用することになります。

また、抗てんかん薬の守備範囲は、薬によって違います。大発作に有効なフェニトイン（アレビアチン）は、小発作には効きません。反対に、小発作に効くエトスクシミド（ザロンチン）は、大発作には効きません。

＜副作用＞

正常な細胞の働きを抑えるため、眠気を生じる

## ドパミンを補充する抗パーキンソン薬

パーキンソン病は、無意識で行う基本的な動作を司る錐体外路機

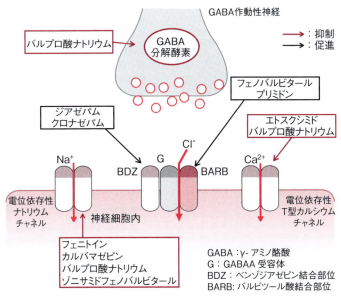

■ 図-9　抗てんかん薬が効くメカニズム

**Note**

**線条体**

白質層によって分割された2つの灰白質核を包容する、1対の脳内神経組織

**Note**

**パーキンソン病**

大脳基底核の変性疾患で、運動の協調性維持を阻害する。基底核にある黒質―線条体系のドパミン作動系の機能低下と、コリン作動系の二次的な機能亢進が生じている

能の障害により、振戦やけいれん、運動失調、運動麻痺などの症状が現れる病気です。

　パーキンソン病にかかると、中脳の黒質と線条体を結ぶ神経線維が変性して失われます。その結果、脳内ではこの神経線維に含まれるドパミンが不足することも分かっています。従って、パーキンソン病の治療には、この不足したドパミンをいかにして補うかが大きなポイントになります。

　理論的に最も簡単な方法は、経口や注射でドパミンを投与することです。しかし、これではドパミンは脳まで到達しません。ドパミンは、血液 - 脳関門を通り抜けられないからです。

　従って、実際の治療薬としては、ドパミンになる１つ手前の物質（前駆物質）であるレボドパ（L-DOPA）を使います。しかし、これにも問題があります。投与されたレボドパの多くは、酵素の働きにより、脳に到達する以前にドパミンに変化します。そのため、大量のドパミンを補充したい場合は、大量のレボドパが必要になってしまいます。

　この問題を解消するために用いられるのが、酵素の働きを阻害するカルビドパやベンセラジドです。これらをレボドパと一緒に使用すると、レボドパの量が少なくてすむほか、作用を持続的にすることができます。

　一方、アマンタジン（シンメトレル）は、破壊されずに残っているドパミン神経から、ドパミンを放出するように働きかける薬です。ドパミンの代わりにドパミン受容体を興奮させる働きのあるブロモクリプチン（パーロデル）も、パーキンソン治療薬の一種です。

■ 図−10　抗パーキンソン薬のメカニズム

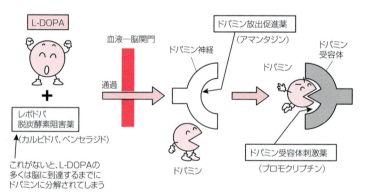

### Note
#### パーキンソン病の症状
**振戦**：安静時に最も強く発現し、随意運動を行うと減弱または消失する

**筋固縮**：筋を受動的に伸展した時の抵抗が増大すること。抵抗がガクガクと断続的になる歯車固縮が多い

**無動**：動作の開始に時間がかかり、遂行もゆっくりしかできない現象。日常生活動作が困難になり、さらに仮面様顔貌、発語・会話・咀嚼障害、歩行障害となる

**姿勢反射障害**：外力を受けた時、姿勢を立て直す反射が障害を受けること。例えば、患者の後ろに立って肩に手をかけて軽く後方へ引くと、姿勢が保持できずトットットと小走りに後方に走り出す。パーキンソン病の患者で見られる前屈姿勢は、後方へ倒れるのを防ぐための異常姿勢。また、歩行は小刻みになる

**その他**：自律神経障害により便秘・脂漏性顔貌（脂肪分泌過多）・多汗（発汗異常）が現れる。自動運動の障害により、瞬きの減少、流涎（りゅうぜん）、歩く時の上肢の振りの減少がみられる

### Note
#### パーキンソン症候群
薬物中毒（レセルピン、抗精神病薬）、脳血管障害、ウイルス性脳炎、頭部外傷、マンガンや一酸化炭素中毒、脳腫瘍などに続発してパーキンソン病と類似の症状を示す一群の疾患。薬物中毒による場合は、薬物を中止すると症状も消失する

### Note
#### 錐体外路系障害
①**パーキンソン症候群**
②**アカシジア（静坐不能）**：絶えず立ったり座ったりする
③**遅発性ジスキネジア**：口舌の不随意運動。高齢者や女性に発症しやすい

> **Column**
>
> ## 抗コリン薬も、パーキンソン病に効く
>
> パーキンソン病では、線条体に働きかけるドパミンが不足した結果、相対的にアセチルコリンの作用が強い状態になっています。そのため、強くなったアセチルコリンの作用を弱めることで、神経全体のバランスをとる治療法もあります。
>
> この方法で使用されるのは、中枢性抗コリン薬の
>
> トリヘキシフェニジル（アーテン）やビペリデン（アキネトン）などです。これらの治療薬は特に、振戦などの症状に有効です。また、抗精神病薬を投与した際に副作用としてみられるパーキンソン症候群には、中枢性抗コリン薬は有効ですが、レボドパ（ドパストン）は効きません。

## 痛みをとる薬〜全身麻酔と鎮痛薬〜

　誤って、手の指に画鋲を刺してしまったとします。さて、あなたはどこで痛みを感じるでしょうか。答えは、脳の大脳皮質です。

　手の指に画鋲が刺さると、その刺激はインパルスとなって神経細胞を伝わり、大脳へと送られます。そして、大脳皮質の手の指の感覚を受け取る部位が、送られたインパルスを分析し、その痛みの質と発生場所をとらえます。

　このように、私達が「痛い」と感じるのは、単純にけがをしたからではありません。その情報が脳へと送られ、「痛み」として認識されるからこそ、私達は痛みを感じることができます。

　ならば、「痛み」をとるにはどうすればいいのでしょうか。痛みの元凶である傷や疾患を回復させるのも一つの方法ですが、それまで我慢できないほど強い痛みがある場合や、痛みの原因がよく分からない場合もあります。そんな時、原因はさておき、「とにかく早く痛みをとってほしい」と思うはずです。そうした時に使用するのが、痛みをとる薬です。

　外科手術で使用する全身麻酔も、痛みをとる薬の一種です。痛みを感じる脳神経そのものを麻痺させ、意識そのものをなくしてしまいます。そのため、全身麻酔を使用すると、痛みだけではなくほかの感覚もすべてなくなってしまいます。無痛、無意識、筋弛緩が麻酔の3要素です。3要素を効率よく発揮させるために、複数の薬剤を混ぜて使用します。

　もちろん、しょっちゅう感じる痛みに対し、いちいち全身麻酔を使用するわけにはいきません。従って、受容器が感じた痛みの信号をブロックしたり、痛みを感じやすくする化学物質を作らせないように働く薬も存在します。これらを総称して、鎮痛薬といいます。

　次章で紹介する局所麻酔も、痛みをとる薬の一種です。局所麻酔は、痛いという信号を伝える知覚神経を麻痺させ、脳までその信号を伝わらなくします。

---

> **Note**
>
> ### 麻酔の3要素
> ①無痛状態
> ②無意識状態
> ③筋弛緩

---

> **Note**
>
> ### 全身麻酔薬
> 開腹が必要な大きな手術の時、痛みを感じさせないように処方する薬物。痛いと感じさせないだけではなく、すべてに対する意識を消失させてしまう。痛みをとるためだけに、全身麻酔薬を使用することはない

---

> **Note**
>
> ### 麻酔の手順
> ①**麻酔前与薬（抗コリン薬など）**：気道分泌抑制で唾液や痰を減らす
> ②**麻酔の導入（チオペンタール）**：速効性の注射、またはガス
> ③**気管内挿管**：チューブを気管まで入れて人工呼吸
> ④**麻酔の維持（イソフルラン）**：吸入麻酔や脊椎麻酔
> ⑤**手術**
> ⑥**覚醒**：麻酔を止め、管を抜く

■ 図-12 どうして痛いのか

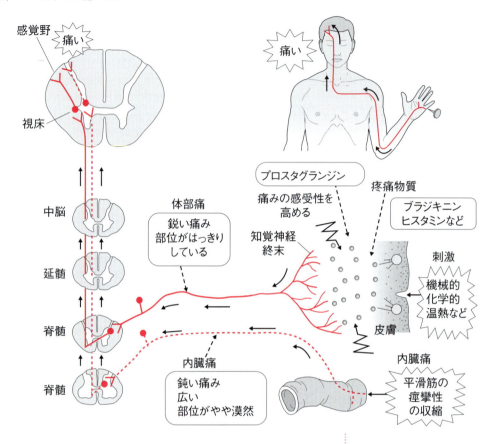

## Column

## 体部痛と内臓痛

　ひとくちに痛みと言っても、その種類は様々です。けがによる痛みもあれば、何となく頭が痛い、おなかが痛いという場合もあるでしょう。また神経痛など、刺すような痛みが走ることもあります。

　痛みは大きく、体部痛と内臓痛に分けることがで

きます。体部痛とは、痛い部分がはっきりしていて、鋭い痛みを感じるもの。内臓痛は、腹痛など痛い部分が漠然としていて、鈍い痛みを感じるものを指します。

## 全身麻酔薬とは？

　全身麻酔薬の効果は、その用量によって異なります。全麻酔薬は、まず大脳を麻痺させ、用量を増やすごとに脊髄、延髄へと麻痺が広がっていきます。延髄には、呼吸など基本的な生命活動を司る中枢があるため、延髄の麻痺は死に直結します。全身麻酔薬を使用する際には、麻酔専門医がついて患者の状態を確認しながら行う必要があります。

> **ポイント**
> - 全身麻酔が広がる順番：大脳→脊髄→延髄

**図-13　全身麻酔の広がる順番**

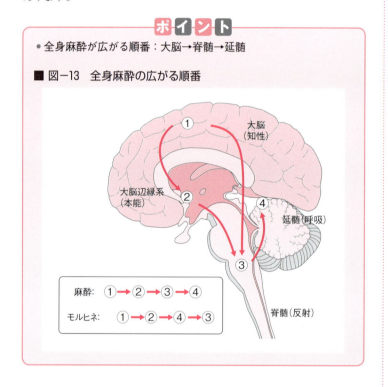

**Note**
**MAC（最小肺胞濃度）**
切開などの痛み刺激を加えても、50％のヒト（動物）が屈曲反射などの逃避行動を起こさない吸入麻酔薬の濃度を、％単位で表したもの。この値は、吸入麻酔薬の効力を表し、値が小さいほど強力な麻酔薬である。通常、手術にはその薬剤の1.5〜2.5MACの濃度で使用する

**Note**
**血液－ガス分配係数**
麻酔薬を一定濃度で持続的に吸入させて平衡状態に達した時の、血液中と肺胞中の麻酔薬の濃度比。値が小さいほど速く等しくなるので、作用発現が速い。また、作用消失も速い

---

**Column**

### 全身麻酔の4つの段階

**第Ⅰ期（無痛期）**：痛覚が著しく減弱しているため、短時間の小さな手術を行うことができます。意識は明瞭です

**第Ⅱ期（興奮期）**：高位中枢からの抑制がなくなるため、瞳孔が散大し、見かけ上、興奮状態が現れます。手術はできません

**第Ⅲ期（外科的麻酔期）**：筋肉が弛緩して反射が抑制され、外科的手術を行うことができます。呼吸は正常です

**第Ⅳ期（中毒期）**：麻酔の量が多くなりすぎた状態です。血圧が下がり、呼吸麻痺が起こります。放っておくと死にいたります

## 全身麻酔の種類

　全身麻酔には、吸入麻酔法と静脈内麻酔法があります。

　吸入麻酔は、ガス状態で肺から吸入させ、中枢に作用させます。麻酔の効果を維持するためには、吸入のガス濃度を一定に保つ必要があります。吸入麻酔は、血中濃度の維持が比較的容易です。また、亜酸化窒素（笑気）は麻酔作用が弱いので、抜歯や無痛分娩で使用されます。

　静脈内麻酔は、吸入麻酔に比べると血中濃度が急速に上昇します。そのため、誘導期が極めて短く、発揚期がないのが特徴です。筋弛緩が不十分なため、大手術には不向きですが、吸入麻酔の導入や短時間麻酔で使用されます。

## 麻酔前与薬とは？

　全身麻酔の前には、必ず麻酔前与薬を使います。麻酔前与薬の目的は、主に以下の4つです。

① 疼痛閾値を上昇させ、麻酔薬の使用量を少なくする→モルヒネやペンタゾシン（ソセゴン）などの鎮痛薬
② 手術を受ける患者の不安や恐怖感を除去する→ジアゼパム（セルシン）などの抗不安薬
③ 唾液および気管支粘膜からの分泌を抑える（窒息の予防と術後肺炎の予防）→アトロピン、スコポラミンなどの抗コリン薬
④ 麻酔薬および手術操作による悪影響を予防する→アトロピン、スコポラミンなどの抗コリン薬

> **Note**
> ### 麻酔前与薬
> 全身麻酔薬の前に処方される薬があり、これを麻酔前与薬という。鎮痛剤・抗不安薬・抗コリン剤などが投与される

---

### Column

## 薬草を起源とする麻酔

　先史時代から、麻酔の働きをする薬草があることは、よく知られていました。代表的なのが、アヘンと大麻です。中国では後漢末期、華佗が「麻沸散」という麻酔を使い、手術を行ったと伝えられています。

　日本では1804年、華岡青洲がチョウセンアサガオから抽出した物質を主成分とする全身麻酔薬を使い、乳癌の手術を行っています。はっきりした記録が残っているもので全身麻酔下での手術は、これが世界で最初です。

**麻酔に関する主な歴史**

古代ギリシャ・エジプト　アヘンなどの麻薬を使用
1804年　華岡清州が全身麻酔による乳癌手術
1844年　歯科医ウェルズが笑気の吸入により抜歯
1846年　歯科医モートンがエーテルを全身麻酔に使用
1847年　ジェームズ・シンプソン無痛分娩に成功
1956年　吸入麻酔薬ハロタンの合成に成功

## 麻薬性鎮痛薬とは？

　全身麻酔は中枢に作用し、痛みを含む全感覚をなくしてしまいます。しかし鎮痛薬は、ほかの感覚はそのままで、「痛み」だけを感じなくします。

　鎮痛薬のなかで最も強力なのは、麻薬性鎮痛薬（オピオイド系鎮痛薬）です。

　麻薬性鎮痛薬とはその名の通り、成分の中に麻薬もしくはそれに類するものを含む薬です。麻薬と麻酔の大きな違いは、それによって麻痺が広がる順番です。麻酔は大脳→脊髄→延髄の順に広がりますが、麻薬は大脳→延髄→脊髄の順に広がります。つまり、用量を間違えてしまうと、それだけ死に直結しやすい薬が麻薬なのです。

　麻薬を薬として使用する歴史は、もともとドイツの薬剤師、フリードリッヒ・ゼルチュルナーが、アヘンから薬効成分を抽出することに成功し、それをモルヒネと名付けたことから始まりました。実際に医療現場で広く使われるようになったのは、19世紀後半にイギリスで皮下注射が発明されてからのことです。

　モルヒネなどの麻薬性薬物は、脳脊髄内のオピオイド受容体に作用します。オピオイドとは、中枢神経にある、麻薬と同じ働きをする物質の総称です。エンドルフィンやエンケファリンなどのペプチドが、それにあたります。

　麻薬性薬物がオピオイド受容体に結合すると、末梢からの痛みのシグナルは中枢に到達しなくなります。そのため、内臓痛や骨折痛、悪性腫瘍の末期に痛み止めとして使用されたり、麻酔前与薬で使用されたりします。

　麻薬性鎮痛薬は鎮痛効果が高いほか、多幸感を伴いやすく、薬物依存性があります。また、縮瞳や便秘、悪心、嘔吐、呼吸困難などの副作用がみられます。

### ポイント

- 麻薬は、大脳→延髄→脊髄へと広がる

## そのほかの鎮痛薬

　炎症痛・筋肉痛・歯痛・頭痛などの体性痛は、アスピリン（バイアスピリン）やインドメタシン（インダシン）、ロキソプロフェン（ロキソニン）などの非ステロイド性抗炎症薬（解熱鎮痛薬）により、緩和することができます。これら解熱鎮痛薬は、炎症など痛みを生じる場所そのものに作用します。

　皮膚などが痛みに通じる刺激を受けると、その周辺でプロスタグランジン（PG）という物質が作られます。PGはオータコイドの一

---

**Note**

### バランス麻酔

神経遮断性鎮痛法が発展したもの。全身麻酔の薬理作用（催眠、鎮痛、弛緩、知覚および自立神経反射抑制）をいくつかの薬物を組み合わせて発現させる麻酔法。各薬物主となる麻酔の使用量が少なくなり、副作用が軽減される。

①催眠→亜酸化窒素、バルビツール酸誘導体、ベンゾジアゼピン誘導体
②鎮痛→麻薬性鎮痛剤（モルヒネ、フェンタニール）
③筋弛緩→筋弛緩薬（スキサメトニウム、ベクロニウム）
④自立神経反射抑制→副交感神経遮断薬（アトロピン）

---

**Note**

### オピオイドレセプター（モルヒネレセプター）

モルヒネ系薬物と特異的に結合し,作用を発現する受容体。μ（ミュー）、κ（カッパ）、δ（デルタ）の3種のサブタイプがある

---

**Note**

### ペプチド

決まった順番で様々なアミノ酸がつながってできた分子の系統群。1つのアミノ酸残基と次のそれのつながりはアミド結合、またはペプチド結合と呼ばれる

種で、痛みの感受性を高めたり、毛細血管を拡張させたりします（PG
については第9章でも詳しく解説しています）。

　PGが作られると、それは感覚神経の終末にある受容体を刺激し
ます。その刺激が、脊髄、視床を通って大脳皮質にあるオピオイド
受容体へと伝わります。非ステロイド性抗炎症薬は、このPGの合
成を抑えることで、痛みを取り除きます。

　こうした非ステロイド性抗炎症薬で最もよく知られた薬が、アス
ピリンです。アスピリンは、PGの合成に必要な酵素、シクロオキシ
ゲナーゼ（COX）の活性を阻害することで、痛みをシャットアウト
します。

### ポイント

- 解熱鎮痛薬は、発痛物質であるプロスタグランジン（PG）の合成
  を抑えることで、痛みを取り除く

**Note**

### アヘンアルカロイド

ケシの未熟果皮に傷を付けると、白
い乳液が出てくる。それを乾燥させ
たものをアヘンといい、このアヘン
からモルヒネ10％、コデイン0.5％
など、20種類以上の成分が抽出でき
る。これを、アヘンアルカロイドと
呼ぶ

69

# 2 末梢神経系に作用する薬

## 情報を伝える末梢神経系の働き

　末梢神経は神経線維の束で構成され、その一本一本が神経内膜で覆われています。神経線維は、真ん中に血管を囲むようにして大きな束になり、さらに太いケーブルを形づくっています。

　末梢神経を構成する一つひとつの神経細胞（ニューロン）は、核のある細胞体から細長い1本の糸が伸びたような形をしています。細長い部分は軸索と呼ばれ、細胞体が受け取った情報は電気信号になり、軸索を伝わって次の細胞へと送られます。

　末梢神経の細胞同士が情報をやりとりする仕組みは、中枢神経と同じです。電気信号がシナプスに到達すると、それが情報伝達物質という化学物質に置き換えられ、次の細胞へとバトンタッチされます。

■ 図-14　末梢神経系の分類

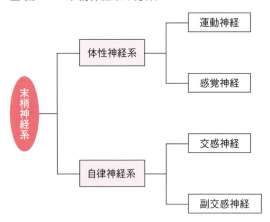

> **Note**
> **2種類の末梢神経**
> **体性神経**：意識的にコントロールできる筋肉（随意筋または骨格筋）と皮膚にある感覚受容器を、脳や脊髄につなぐ神経からなる
> **自律神経**：交感神経と副交感神経の2種類に分けられる。中枢から内臓へ命令を伝える。お互い相反する命令を各種臓器に下す神経

## 交感神経と副交感神経が拮抗して支配する自律神経

　自律神経の「自律」とは、この神経系による調節が、生体の意思によらずに自律して働いているところから名付けられました。

　自律神経の大きな特徴は、交感神経と副交感神経が常に拮抗して働いていることです。拮抗とは、どちらも常にスイッチが入った状態で、状況によって片方のボリュームがグンと上がって優位になったり、片方のボリュームがグンと下がったりするということです。闘

> **Note**
> **拮抗支配とは**
> 2つの自律神経は、1つの臓器に対して同時に拮抗して働くこと

う（エネルギーを放散する）時は交感神経が優位になり、休息する（エネルギーを充電する）時は副交感神経が優位になります。

交感神経は脊髄から、副交感神経は脳幹、および仙髄から出てきます。

自律神経のもう1つの特徴は、中枢から出て効果器にいたるまでに必ず1度、シナプスで中継されることです。この中継点を神経節と呼びます。そのため、自律神経に関しては、中枢から神経節までを節前線維、神経節から効果器までを節後線維と呼んで区別しています。

多くの臓器は、交感神経と副交感神経の二重の支配を受けています。交感神経が車のアクセルだとすれば、副交感神経はブレーキ。この2つのバランスが、臓器の働きを正常に保っています。

> **Note**
> **交感神経の興奮**
> 交感神経系の興奮は、闘いまたは逃走に必要な身体の処置とみなすことができる。闘いおよび逃走はともに手足の筋肉の活動が必要になり、骨格筋に大量の血液が供給されなければならない。このため心臓の拍動数と収縮力は増加し、内臓への血流は抑えられて筋肉系にふり向けられる。この結果、消化管の蠕動は抑制される

> **Note**
> **副交感神経の興奮**
> 副交感神経系の興奮は、エネルギー摂取（栄養摂取、消化、吸収）と貯蔵に関係する。これは安静時に行われるから、少ない換気量（気管支は狭く保たれる）と低い心臓機能で十分である。唾液と消化液の分泌は増加し、蠕動運動は亢進する。瞳孔は縮小する

### ポイント
- 交感神経：闘う時の神経
- 副交感神経：休息する時の神経

■ 図-15　交感神経と副交感神経それぞれの作用

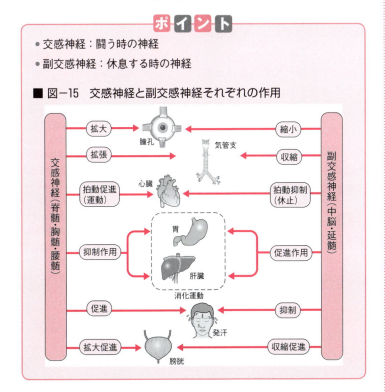

# キーワードは「アセチルコリン」

末梢神経に作用する薬は、アセチルコリン（Ach）が鍵を握ります。なぜアセチルコリンなのか、順を追って説明しましょう。

アセチルコリンは、神経伝達物質の一種です。副交感神経や運動神経の終末から放出され、神経の興奮をシナプスで伝える役目を果たしています。

副交感神経と効果器の間には、神経細胞と神経細胞の間のように、ごくわずかな隙間が存在しています。従って、副交感神経から内臓筋へ興奮を伝えるのは、電気信号ではなく神経伝達物質による化学信号になります。

興奮が効果器近くまで伝わると、副交感神経の末端からアセチルコリンが放出されます。各臓器にはこのアセチルコリンを受け取る受容体が存在し、アセチルコリンが受容体と結合すると、副交感神経の効果が現れます。

アセチルコリンの受容体は大きく、ニコチン型（N受容体）とムスカリン型（M受容体）に分けられます。神経と骨格筋細胞の接合部や自律神経節にあるのがN受容体、心臓や唾液腺、消化管などにあるのがM受容体です。

ある種の薬物は、このアセチルコリンに似て、副交感神経の働きを強めます。また、別の薬物はそれとは全く逆で、副交感神経の働きを弱めます。前者をコリン作動薬、後者を抗コリン薬といいます。

### ポイント
- コリン作動薬：副交感神経の働きを強める→結果的に交感神経の働きを抑える
- 抗コリン薬：副交感神経の働きを弱める→結果的に交感神経を優位にする

### Note
**自律神経異常による症状**
- **循環器系**：動悸、胸苦しさ、立ちくらみ
- **呼吸器系**：息苦しさ、ため息、空咳、のどの不快感など
- **消化器系**：腹部膨満感、胃もたれ、吐き気、食欲不振、便秘、下痢
- **脳神経系**：頭重、頭痛、めまい、耳鳴りなど
- **筋・骨格系**：肩こり、腰痛、いつも力が入っている

### Note
**アセチルコリン**

コリンの酢酸エステル化合物。酵素コリンアセチルトランスフェラーゼ（ChAT）によってコリンとアセチルCoAから作られる。神経伝達物質であり、副交感神経や運動神経の末端から放出され、神経刺激をある種のシナプスを通して伝える役目を果たしている。1914年にヘンリー・H・デイルによって発見され、オットー・レーヴィによって神経伝達物質であることが明らかにされた。彼らはこの業績により、1936年にノーベル生理学・医学賞を受賞している

**アセチルコリンの構造式**

■ 図-16 アセチルコリン受容体

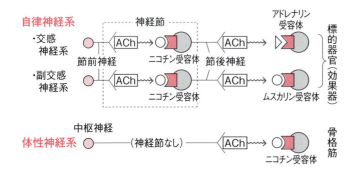

## コリン作動薬や抗コリン薬が使用される ケース

実際に、コリン作動薬や抗コリン薬がどんな臨床場面で使われるのか、代表的な例を挙げてみましょう。

### ❶ 重症筋無力症の治療（抗コリンエステラーゼ薬）

重症筋無力症は、神経と筋肉の接合部分が正常に働かなくなる病気です。そのため、筋力が弱まり、疲れやすく、ひとつの筋肉を繰り返し使うと急速に力が落ちて、全身的な脱力状態になります。

この疾患の治療には、間接的コリン作動薬（抗コリンエステラーゼ薬）を使います。コリンエステラーゼの働きを弱めることで、神経と筋肉の接合部でアセチルコリンの分解を抑えます。また、それ自身、アセチルコリンと同じ作用も持っています。

### ❷ 手術や分娩の後（ベタネコール）

手術や分娩の後には、しばらく腸や膀胱が麻痺して排便や排尿がみられなくなることがあります。消化管や膀胱の平滑筋に作用するベタネコール（ベサコリン）などのコリン作動薬は、これらの筋肉を刺激して消化管や膀胱の運動を高めます。

### ❸ 緑内障の治療（ピロカルピン）

緑内障は、眼圧が異常に高くなり、視神経や視力に障害が起こる病気です。眼圧を下げる目的で、コリン作動薬の一種であるピロカルピン（サンピロ）が用いられます。ピロカルピンは、毛様体の緊張を高めてシュレム管からの眼房水の流出を増します。

## 「ノルアドレナリン」の放出

交感神経の節前線維はもともと、アセチルコリンを持っています。しかし、神経節でバトンタッチして節後線維になると、ノルアドレナリンを持つようになります。そのため、交感神経と標的細胞をつなぐ接合部からは、ノルアドレナリンが放出され、それが各臓器にある受容体と結合します。

人類がまだ野生のなかで生活していた頃、ノルアドレナリンは外敵に出会った時などの緊急の際に、自律神経の末端で分泌され、交感神経を刺激する物質だったと考えられます。外敵と闘う必要のない現代社会では、ストレスと関係の深い物質として知られます。

交感神経からノルアドレナリンが放出されると、心臓の活動が増えて全身血流が上昇します。また、エネルギー源としてATPを作るために、肝臓からブドウ糖、脂肪組織から脂肪酸が血中に放出さ

---

**Note**

**アセチルコリンの受容体**

ニコチン性アセチルコリン受容体、ムスカリン性アセチルコリン受容体に大別され、それぞれニコチン（少量の場合）、ムスカリンを投与した時に作用する

**Note**

**アセチルコリンの コリンエステラーゼ（ChE） による分解**

必要以上に遊離したアセチルコリンは、酵素コリンエステラーゼ（ChE）によって酢酸とコリンに分解され、生理作用を失う

ChEによる分解

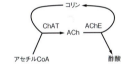

**Note**

**ノルアドレナリン**

神経伝達物質の1つ。不安や恐怖をかき立てる、覚醒、集中、記憶、積極性、痛みを感じなくする、などの働きがある。ストレスとの関係も深く、敵（ストレッサー）に出合った緊急反応の際に自律神経の末端で分泌され、交感神経を刺激する。「ノル」とは、「正規化合物」「基本の化合物」を表す言葉。ノルアドレナリンの一部が変化したものが、アドレナリンである

ます。さらに気管支が拡張し換気量が増加します。

ちなみに、ノルアドレナリンのノルとは、「正規化合物」「基本の化合物」という意味です。

このノルアドレナリンの一部が変化したものが、アドレナリンです。アドレナリンは副腎髄質から出るホルモンで、ノルアドレナリンと同じ受容体に結合し、交感神経が興奮したのと同じ作用をひき起こします。

アドレナリンとノルアドレナリンの受容体は大きく、$\alpha$型と$\beta$型に分けられます。さらにそのそれぞれに、少しずつ機能の違ういくつかのタイプがあります。$\alpha_1$、$\alpha_2$, $\beta_1$、$\beta_2$、$\beta_3$のように呼ばれます。

$\alpha_1$受容体は血管の平滑筋にあり、アドレナリンやノルアドレナリンと結合すると血管を収縮させます。また、$\beta_1$受容体は心臓の拍動を増やして収縮力を高める働きに、$\beta_2$受容体は気管支や血管の平滑筋にあってそれらを弛緩（拡張）させるのに、関係しています。

このように見ていくと、交感神経に作用する薬も、結局は交感神経の働きを強くするアドレナリン作動薬と、交感神経の働きを弱める抗アドレナリン薬の2種類であることが分かります。

## ポイント

- アドレナリン作動薬：交感神経の働きを強める→副交感神経の働きを弱くする
- 抗アドレナリン薬：交感神経の働きを弱める→副交感神経の働きを強くする

### ■図−17　アドレナリン・ノルアドレナリンの受容体とその作用

受容体 アドレナリン

α受容体
- $\alpha_1$受容体　血管：収縮　膀胱括約筋：収縮
- $\alpha_2$受容体　神経終末：ノルアドレナリンの遊離抑制　インスリンの分泌：抑制

β受容体
- $\beta_1$受容体　心臓：収縮力・心拍数増加
- $\beta_2$受容体　血管：弛緩　気管支：弛緩　胃腸管：弛緩　肝臓、骨格筋：グリコーゲン分解

### Note
#### アドレナリンとエピネフリン

副腎髄質ホルモンで、2つは同じ物質。アドレナリンは1900年、日本人の高峰譲吉がつけた名前。ラテン語の接頭語 ad-（〜の傍ら）と、renal（腎臓の）からとった。一方、エピネフリンはアメリカの研究者エイベルらがつけた名前で、ギリシャ語の epi-（上）と nephros（腎臓）からとっている。ヨーロッパではアドレナリンを使用しているが、アメリカではエピネフリンを使用している。日本薬局方ではエピネフリンを正式名としていたが、2006年の改定でアドレナリンが正式名になった。教科書などでは、併記しているものも多い

### Note
#### サイクリックAMP

ノルアドレナリンが細胞膜にある受容体に結合すると、それが引き金になって、膜の構造が変化する。これにより、膜に存在するアデニルシクラーゼ（AC）という酵素が活性化され、ATPからサイクリックAMP（cAMP）が生成される。cAMPは、心臓収縮力・拍動数の増加、気管支拡張、グリコゲン分解（血糖上昇）など強力な働きを心臓や気管支に及ぼす。ただし、その作用があまりにも強力なため、細胞中のホスホジエステラーゼ（PDE）という酵素がcAMPを分解し、必要以上の作用をひき起こさせないようにしている

# アドレナリン作動薬の使い方

　アドレナリン作動薬に期待される効果をまとめると、次のようになります。

① 血管収縮、血圧上昇、瞳孔散大、腸弛緩→$\alpha_1$受容体が関係
② 交感神経末端からのノルアドレナリン放出を抑える→$\alpha_2$受容体が関係
③ 心臓の拍動を増やす、心筋の収縮を高める→$\beta_1$受容体が関係
④ 気管支を拡張させる、骨格筋や肝臓に分布する血管を拡張させる、血糖値を上昇させる→$\beta_2$受容体が関係

　アドレナリン作動薬には、様々な応用法があります。皮膚・粘膜からの出血がみられる場合には、アドレナリンを適用することで末梢血管を収縮させ、止血効果が得られます。

　また、心臓の働きが弱った時や心停止時にも、アドレナリンやイソプレナリン（プロタノール）、ドブタミン（ドブトレックス）などを使用することで、心臓の拍動を増やしたり、心筋の収縮を強くしたりすることができます。

　気管支喘息のように、気道が狭くなったために起こる呼吸困難には、$\beta$受容体に結合するサルブタモタール（ベネトリン）やテルブタリン（ブリカニール）などの薬が使用されます。これらは、代表的な気管支拡張薬です。

■ 表－2　アドレナリン作動薬の種類

| 薬　物 | 分　類 | 影　響 |
|---|---|---|
| アドレナリン<br>（ボスミン） | $\alpha_1$、$\alpha_2$、<br>$\beta_1$、$\beta_2$ | ショック、心臓衰弱、気管支喘息、局所麻酔薬の作用延長 |
| ノルアドレナリン<br>（ノルエピネフリン） | $\alpha_1$、$\alpha_2$、<br>$\beta_1$ | 昇圧薬 |
| イソプレナリン<br>（プロタノール） | $\beta_1$、$\beta_2$ | 心臓衰弱、気管支喘息 |
| フェニレフリン<br>（ネオシネジン） | $\alpha_1$ | 昇圧薬、鼻充血除去、散瞳薬 |
| サルブタモール<br>（ベネトリン） | $\beta_2$ | 気管支喘息 |
| ドパミン<br>（イノバン） | $\alpha_1$、$\beta_1$、<br>ドパミン | 腎機能停止によるショック<br>慢性うっ血性心不全 |
| ドブタミン<br>（ドブトレックス） | $\beta_1$ | 心臓衰弱 |
| リトドリン<br>（ウテメリン） | $\beta_2$ | 切迫早産、切迫流産 |
| エフェドリン<br>（エフェドリン） | $\alpha_1$、$\alpha_2$、<br>$\beta_1$、$\beta_2$ | 鼻充血除去、気管支喘息 |

# 抗アドレナリン薬の使い方

　抗アドレナリン薬は、受容体へのアドレナリンやノルアドレナリンの結合を遮断します。抗アドレナリン薬のうち、$\alpha$受容体への結合を遮断する薬を$\alpha$遮断薬、$\beta$受容体への結合を遮断する薬を$\beta$遮断薬と呼びます。

　治療に用いられる代表的な$\alpha$遮断薬、$\beta$遮断薬を示しました。

## ❶ 主な$\alpha$遮断薬とその使用法

　$\alpha$遮断薬は、主に高血圧の治療や前立腺肥大による排尿障害の治療に使われます。

● プラゾシン（ミニプレス）やブナゾシン（デタントール）

　血管にある$\alpha_1$受容体を遮断し、末梢血管が拡張することで血圧を下げる効果があります。

● タムスロシン（ハルナール）

　尿道や前立腺の平滑筋にある$\alpha_1$受容体を遮断すると、周辺の筋肉が弛緩して尿の通りがよくなります。前立腺肥大による排尿障害を改善します。

## ❷ 主な$\beta$遮断薬とその使用法

　$\beta$遮断薬は、主に高血圧や狭心症、不整脈など循環器系に関係する疾患で使用されます。代表的な薬剤には、以下のようなものがあります。

● プロプラノロール（インデラル）

　選択性がなく、$\beta_1$, $\beta_2$両方の受容体を遮断します。心筋の収縮を弱めるため、狭心症の発作を予防したり、不整脈を治療したりするのに効果があります。投与量が多すぎると、徐脈を招くので注意が必要です。

● ピンドロール（カルビスケン）

　選択性がなく、$\beta_1$, $\beta_2$両方の受容体を遮断します。プロプラノロールに比べ、極端な徐脈を招くことはありません。抗高血圧薬(降圧剤)としても使用されます。

## ❸ メトプロロール（セロケン）アセブトロール（アセタノール）

　$\beta_1$受容体を選択的に遮断します。本態性高血圧症や狭心症、頻脈性不整脈の治療に効果があります。

## ❹ ラベタロール（トランデート）

　$\beta$受容体に加え、$\alpha_1$受容体も遮断します。本態性高血圧症の治療に使われます。

---

**Note**

### タキフィラキシー

短時間内の反復投与によって徐々に、あるいは急速に薬剤耐性ができてしまい、効果が減弱すること

---

**Note**

### プロプラノロール

$\beta$遮断薬の1つ。$\beta_1$および$\beta_2$受容体の両方を遮断してしまうので、プロプラノロールは、気管支喘息患者には禁忌になっている

■ 表−3　抗アドレナリン薬の種類

| | 薬物名 | 臨床応用 | 副作用 |
|---|---|---|---|
| α遮断薬 | フェントラミン（レギチーン） | 褐色細胞腫の診断 | |
| | プラゾシン（ミニプレス）ブナゾシン（デタントール） | 高血圧症前立腺肥大症における排尿障害改善 | 起立性低血圧 |
| β遮断薬 | プロプラノロール（インデラル）ピンドロール（カルビスケン） | 狭心症、不整脈、高血圧症 | 気管支喘息悪化 |
| | チモロール（点眼薬）（チモプトール） | 緑内障 | 気管支喘息悪化 |
| | メトプロロール（セロケン） | 狭心症、不整脈、高血圧症 | |
| | ラベタロール（α、β）（トランデート） | 高血圧症 | うっ血性心不全、肝障害 |

**ポイント**

- 自律神経に作用する薬の2大パターン：
  - 神経伝達物質と同じように、特定の受容体に結合して同じような効果を起こす→コリン作動薬、アドレナリン作動薬
  - 神経伝達物質を押しのけて特定の受容体に結合し、神経の働きをじゃまする→抗コリン薬、抗アドレナリン薬

# そのほかの遮断薬〜ニューロン遮断薬〜

　抗アドレナリン薬には、神経伝達物質の受容体への結合を邪魔するもののほか、ノルアドレナリンの貯蔵量を減らしたり神経伝達物質の放出そのものを抑えたりするものがあります。このように、受容体とは関係なく神経機能を麻痺させる働きを持つものを、ニューロン遮断薬といいます。

　ニューロン遮断薬には、レセルピン（アポプロン）やメチルドパ（ア

**Column**

## アドレナリン受容体のαとβ、どう区別すればいい？

　交感神経が優位になる時、心拍数は増加し、気管支は拡張、瞳孔は散大します。さらに、胃腸の働きは抑えられるため、おなかがすいていても、あまり気にならなくなります。これは、重要な試合を目前に控えたスポーツ選手のことを想像すれば分かります。選手は、きっと心臓がドキドキして深呼吸をしたくなり、相手をギロリとにらみつけるはずです。

　この「闘う姿勢」をとるために、どの臓器・器官を収縮させ、または弛緩させるか。それに関係しているのが、αやβの受容体です。おおまかに言うと、α受容体のあるところは収縮し、β受容体のあるところは弛緩します。

　α受容体：収縮担当
　β受容体：弛緩担当（心臓は収縮）

77

ルドメット）などがあります。いずれも、高血圧の治療薬として使われます。

　グアネチジン（製造中止）は、交感神経の終末に作用してノルアドレナリンの貯蔵を抑え、その遊離を阻止します。

### ポイント

- ニューロン遮断薬：ノルアドレナリンの貯蔵量を減らしたり、神経伝達物質の放出そのものを抑えたりする

## 骨格筋を支配する体性神経（運動神経）

　末梢神経には、自律神経とは別に体性神経もあります。内臓や血管を支配する自律神経に対し、体性神経は運動に係わる骨格筋を支配しています。

　骨格筋を収縮させる命令は、脳や脊髄の中枢神経から出されます。この命令が体性神経を通って筋肉に伝わると、筋肉が収縮し、手足を縮めたり伸ばしたりといった運動が可能になります。

　神経と筋肉をつなぐのは、神経筋接合部と呼ばれる隙間です。体性神経を伝わった電気信号が神経接合部に届くと、神経細胞の終末からアセチルコリンが放出されます。そして、このアセチルコリンが筋肉にあるニコチン型受容体（N受容体）に結合します。

　アセチルコリンがN受容体と結合すると、それによって筋形質膜の透過性が変化し、細胞の外にあったナトリウムイオンを細胞の中へと引き寄せます。その結果、活動電位が生じ、筋小胞体からカルシウムイオンが放出されます。

　カルシウムイオンはまず、筋肉を構成するフィラメントのうち、細いほう（アクチン）の調節蛋白質にくっつき、太いフィラメント（ミオシン）の結合部分を露出させます。その結果、2つのフィラメントがお互いの間に滑り込むように引き寄せられ、筋肉が収縮します。

　こうした筋肉の収縮は、カルシウムイオンがある限り続きます。

### ポイント

- 体性神経と骨格筋を結ぶ伝達物質は、アセチルコリンである
- アセチルコリンが筋肉のN受容体に結合すると、カルシウムイオンが放出されて筋肉の収縮が起こる

■ 図−18　脱分極と筋肉収縮のメカニズム

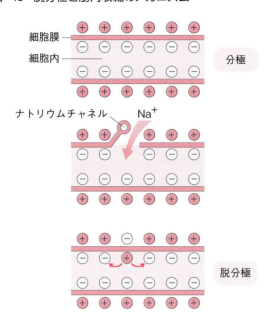

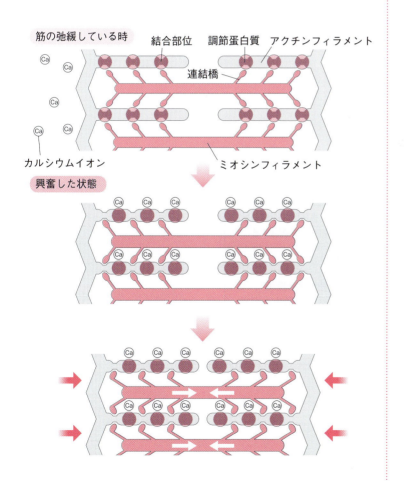

## 筋肉を弛緩させる薬

　筋肉の収縮を抑えるのは、筋弛緩薬です。筋弛緩薬には、作用点ごとにいくつかのタイプがあります。

　ある種の弛緩薬は、神経筋接合部に働き、アセチルコリンと受容体の結合を妨げます。この代表例が、ベクロニウムです。

　また、別の薬は、筋肉の再収縮を妨げることで筋肉を弛緩させます。伸びた筋肉が再び収縮するためには、いったん発生した脱分極の状態を元に戻しておかなければなりません。そのための準備が再分極です。この再分極を妨害して収縮した筋肉が元に戻らないようにする薬が、スキサメトニウムです。

　また筋弛緩薬には、脊髄に作用して反射経路を麻痺させ、けいれん状態をひき起こすものや、筋細胞小胞体からのカルシウム遊離を抑えることで、筋肉の収縮を起こさせなくするものもあります。

　これら筋弛緩薬は、主に外科の手術などで用いられます。筋弛緩薬を使用することで麻酔を減らすことができたり、手術がしやすくなったりするからです。

**ポイント**

- 筋弛緩薬のタイプ

■ 図－19　筋弛緩薬のタイプ

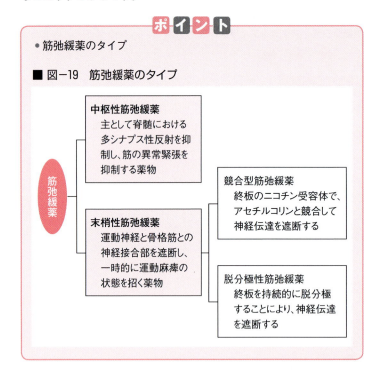

> **Column**

# ツボクラリンの成分は毒矢だった

筋弛緩薬に使用されるツボクラリンの主成分は、南米の原住民が狩猟用の毒矢に塗っていた「クラーレ」から抽出したものです。クラーレは、ツヅラフジ科、フジウツギ科植物の樹皮などから作るエキス。「鳥を殺す」という意味だそうです。

クラーレは、アセチルコリンの分子が2つ結合したような構造をしています。大きな分子で、アセチルコリンを押しのけて骨格筋の受容体に結合します。クラーレを射込まれた動物は、短時間にその成分が体内に分布します。筋肉が弛緩して動けなくな

り、四股の筋と同時に横隔膜などの呼吸筋も麻痺してしまうため、呼吸麻痺を起こして死んでいきます。

クラーレと同じ成分でできている末梢性筋弛緩薬も、横隔膜など骨格筋の運動を停止します。従って、末梢性筋弛緩薬を使う場合は、おおむね自発呼吸を止め、人工呼吸器を使います。

ちなみに、クラーレは分子量が大きいため、血液-脳関門を通過できません。また、消化管からはほとんど吸収されず、クラーレで倒した動物を直ちに摂食しても危険はありません。

# 局所麻酔

麻酔には意識がなくなる全身麻酔と、限局した部位に知覚麻痺を起こさせる局所麻酔があります。末梢神経に作用するのは、局所麻酔です。

局所麻酔は、神経線維のナトリウムチャネルの活動を妨げることで、痛みの信号を脳まで届かなくします。歯科治療で歯を抜く時などに、歯の根元に注射をしますね。あれが、局所麻酔です。

局所麻酔は、投与法や遮断部位によって表面麻酔、浸潤麻酔、伝達麻酔などに分けられます。表面麻酔は、局所的に粘膜の表面だけに効く麻酔であり、効果は短時間です。浸潤麻酔は、麻酔薬を注射して浸潤した部分を麻痺する方法です。

これに対し、神経のあるところに直接麻酔薬を注射し、その神経が走っている先端部分まで麻酔をする方法は、伝達麻酔と呼ばれます。

以下に、局所麻酔の方法をまとめました。

> **ポイント**
>
> ● 局所麻酔の方法
> 　表面麻酔：粘膜などの表面に塗る
> 　浸潤麻酔：手術部位周囲に皮内、皮下に注射、小さい手術で使用
> 　伝達麻酔：神経路周囲に注射。四肢や指の手術など
> 　脊髄麻酔：脊髄の内側のクモ膜下腔に注入。背骨の間から注入し、
> 　　　　　　薬液の比重と患者の体位で調節する
> 　硬膜外麻酔：脊髄を包んでいる硬膜の外腔に注射する。硬膜と脊
> 　　　　　　　髄の間には髄液が存在せず、限られた部位の麻酔に
> 　　　　　　　使われる

## 様々な局所麻酔薬

### ❶ リドカイン（キシロカイン）

表面・浸潤・伝達いずれの方法でも使われます。それぞれ、濃度の違う溶液が使用されます。少量のエピネフリンを添加すると、血管が収縮して作用時間が長くなります。

### ❷ ブピバカイン（マーカイン）

リドカインに比べて、長時間作用します。心毒性があり、心室性不整脈を起こすことがあります。伝達・硬膜外麻酔に広く用いられています。

### ❸ 塩酸コカイン

麻薬。中枢興奮作用が強いため、表面麻酔でしか使用されません。強い精神依存性があります。

### ❹ 塩酸プロカイン（ロカイン）

浸透力が弱いので、表面麻酔には使えません。

---

Column

## 局所麻酔「コカイン」の発見

局所麻酔として初めて使用された薬物は、コカインです。コカインは、コカという植物の葉に含まれます。南米の原住民には昔から、このコカの葉を噛む習慣がありました。疲労を忘れさせ、気分を爽快にする効果があることを知っていたのです。

コカインは現在、ひどい中毒作用があることが分かっており、麻薬にも指定されています。しかし、かつてはその中毒作用を知らずに、コカインをタバコと同じように考えたり、軍隊の戦意高揚のために使用したりしていました。

コカインが局所麻酔として有効であることを最初に発表したのは、精神医学で有名なフロイトです。フロイトは駆け出しの神経内科医時代、コカインを服用すると口の粘膜が麻痺することに気がつき、それが抑うつ状態の回復などに役立つのではないかと、複数の友人に服用を勧めていました。

フロイトの助言を受け、コカインを局所麻酔として初めて手術に応用したのは、眼科医のカール・ケーラーです。当時、眼の手術はとても痛く、しかも身じろぎさえできないという、患者にとって大変苦痛を伴うものでした。しかし、コイルがコカインを点眼して手術を行うと、患者は全く痛みを感じずに手術を受けることができました。このことで、1884年、コイルは世界で初めて眼科手術を無痛で行った医者としての名誉を得ました。

その後、コカインにはひどい中毒症状があることが分かり、すぐにプロカインやオイカイン、ストバイン、リドカインと、安全な誘導体に置き換えられていきます。

哀しいことに、フロイトがモルヒネ中毒の治療のためにコカインの服用を勧めた友人は、間断なく襲ってくる幻覚と精神不安のなかで亡くなりました。自身の治療で親しい友人を亡くしてしまったことは、フロイトのその後にも少なからぬ影響を与えたような気がします。

# 3 心臓・血管に作用する薬

## 24 時間休みなく働き続ける心臓というポンプ

　心臓の働きはひとことで言うと、全身に血液を送り出すポンプです。解剖学的にはそれほど複雑な臓器ではありませんが、一定のリズムで24時間休むことなく大量の血液を全身に送り続ける作業は、かなりの重労働だといえます。

　心臓の収縮をコントロールしているのは、洞房結節と呼ばれる部分です。これは一種のペースメーカーで、ここで作られた刺激が、心臓の刺激伝導系を通って心筋へと伝えられ、心臓が収縮します。

　心筋は、非常に特殊な筋肉です。内臓の筋肉は通常、縞のない滑らかな平滑筋線維ですが、心臓だけは特殊で、横紋筋線維でできています。また、心臓は全身に血液を送り届ける重要な役目を負っているため、万が一、神経がすべて切断されても、心臓だけは自動的に興奮して拍動を続けることができます。

　心臓自身に酸素と栄養素を供給するのは、心臓の冠動脈です。冠動脈が何らかの原因で詰まると、心臓に酸素と栄養素が供給されなくなります。これが、いわゆる狭心症です。狭心症が続くと、心筋は壊死して機能しなくなり、心筋梗塞となります。

　また、虚血性心疾患や高血圧症などが原因で心臓のポンプ機能が弱まり、全身に必要な血液を送ることができなくなった状態を、心不全といいます。

---

**Note**

### 血液が回る2つのルート

**体循環**：血液が全身を循環すること。大循環ともいう

**肺循環**：心臓と肺の間の血液循環。小循環ともいう

---

**Note**

### 人工ペースメーカー

心臓での興奮発生と興奮伝達を、電気的に行なう器械。洞房結節の代わりに信号を送り、伝導のタイミングを正常な状態にする

---

**Note**

### 心不全

種々の疾患のもとで、心臓の機能が低下して全身組織の需要を満たすだけの送血ができないか、ないしは心室充満圧が上昇せず送血できない病態生理的状況をいう

---

**Note**

### うっ血性心不全

種々の心疾患を基礎とし、心機能が低下した時に起こる症候群。心不全のうち最も多い。心臓のポンプ作用の低下により、心拍出量が低下し、静脈血量が減少し、静脈側にうっ血を生じる。心拡大、呼吸困難、浮腫などが重要な徴候である

### ポイント

- 心臓の機能と作用する薬

■ 図-20

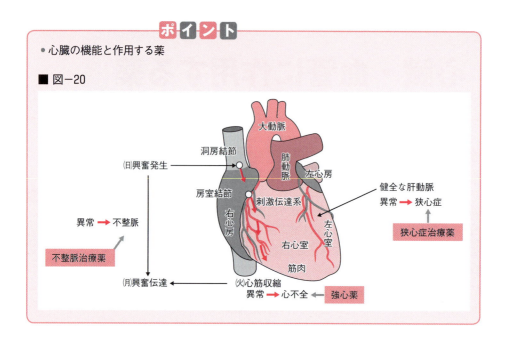

## 心筋に作用するジギタリス

　心臓の働きを強くする薬（強心薬）で最もよく知られているのは、ジギタリスです。

　ジギタリスという植物の葉が浮腫の治療に有効であることは、ウィリアム・ウィザリングによって18世紀後半から明らかにされていました。しかし、その薬効成分としてジギトキシンやジゴキシンなどの化学構造が明らかにされ、それらを使った合成薬品が作られるようになったのは、19世紀半ばごろからです。

　ではなぜ、浮腫の治療薬であるジギタリスが、心臓の働きを強くするのでしょうか。

　実は、ジギタリスが効くと言われる浮腫は、心不全に伴う症状の1つです。浮腫とは、細胞間質に体液が過剰に溜まった状態を指します。その原因は様々ですが、1つには、心臓から血液を送り出す力が弱まってしまうことが挙げられます。心臓から送り出す血液が少なくなると、腎臓の血流量も減少し、糸球体からろ過される血液の量も減ってしまいます。その結果、余分な水分が腎臓から排泄されず、浮腫が起こります。

　ジギタリスなどの薬効成分を含む強心薬は、まず心筋に作用し、その収縮力を高めます。ナトリウムイオンとカリウムイオンを交換するナトリウムポンプを阻害し、細胞内のカルシウムイオンを増加させ、その結果として筋肉の収縮力を強くします。

　収縮力が強くなれば、1回あたりの心拍出量は増えます。しかし、心臓に血液が溜まる前に収縮しても、血液は全身に送られません。

**Note**

**むくみ（浮腫）**

水分が血管の外に漏れだして生じる症状。膠質浸透圧を生み出している蛋白質は、血清アルブミンである。血清アルブミンの量が低下すると、浮腫が生じる

そのため、ジギタリス製剤には、心拍数を抑える効果もあります。

ジギタリス製剤を使用すると、全身の血液循環がよくなり、腎臓の血流量も増加します。その結果、糸球体でのろ過量も増え、尿の出がよくなります。すなわち、ジギタリス製剤には、利尿作用もあるのです。

**■ 表－4　ジギタリス製剤とその性質**

|  | 消化管からの吸収 | 投与法 | 作用発現時間（分） | 最大効果（時間） | 作用持続 |
|---|---|---|---|---|---|
| ジゴキシン | 75% | 経口、静注 | 5〜30 | 1.5〜3 | 2〜6日 |
| ラニラピッド | 100% | 経口のみ | 5〜20 | 1〜2 | 5〜8日 |

# ジギタリスの副作用

ジギタリス製剤を使用するうえで注意しなければならないのは、その副作用です。ジギタリス製剤は安全域（有効治療域）が非常に狭く、用量を間違えると容易に中毒をひき起こし、最悪の場合は死にいたります。

例えば、ジギタリス製剤の代表薬であるジゴキシンの場合、0.8ng/mL 以上の血中濃度で治療効果を現わしますが、2 ng/mL を超えると中毒をきたします。心拍数を抑える効果が強くなりすぎると、副作用として徐脈や不整脈が現れます。また、消化器の症状としては悪心や嘔吐を、神経症状としては頭痛やめまいなどを現わします。

血中のカリウム濃度が低いと中毒作用を起こしやすくなるので、低カリウム血症を起こす利尿薬（チアジド系、ループ系など）と同時に使用する場合は、さらに注意が必要です。

# そのほかの強心薬

心臓の働きを強くする薬にはほかに、交感神経に作用するものがあります。

神経伝達物質がアドレナリン $\beta_1$ 受容体に結合すると、交感神経が興奮して心臓の収縮が高まり、心拍数が増します。この仕組みを利用したのが、アドレナリン $\beta_1$ 作動薬です。代表的なものには、ドブタミン（ドブトレックス）やドパミン（イノバン）、デノパミン（カルグート）があります。

実はこの作用には、次のような複雑な仕組みが隠されています。

神経伝達物質であるノルアドレナリンがアドレナリン $\beta_1$ 受容体に結合すると、細胞膜が変化し、まず、アデニール酸シクラーゼと呼ばれる酵素が活性化されます。これにより、エネルギーの源であるATPからcAMP（サイクリックAMP）が作られ、このcAMP濃度が高まることで、心機能が高まります。

**Note**

### ジギタリス中毒
ジギタリスは半減期が長く、蓄積しやすい。症状としては、不整脈、悪心・嘔吐、下痢、視覚異常などがある

■ 図-21 β₁作用薬とホスホジエステラーゼ阻害薬の作用部位

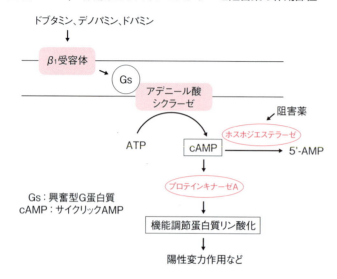

細胞内には、このcAMPを分解するホスホジエステラーゼ（PDE）と呼ばれる酵素も存在しています。従って、このホスホジエステラーゼ酵素の働きを阻害しても、cAMP濃度は高くなり、心機能が増します。

この仕組みを利用したのが、ホスホジエステラーゼ阻害薬です。

PDEには7つのタイプ（アイソザイム）があり、このうち、心筋のタイプだけに特異的に作用するのは、オルプリノン（コアテック）やミルリノン（ミルリーラ）。

## 狭心症とは何か

心臓の冠動脈に障害（動脈硬化や血管のけいれん）があると、心臓を動かすのに必要な酸素や栄養素が不足します。そのため、発作的な胸の痛みや息苦しさを感じることがあります。これを狭心症といいます。

狭心症には、激しい作業をした場合や精神的に興奮した場合に起こる「労作狭心症」と、夜間など安静時に起こる「安静狭心症」があります。

心臓の虚血状態が長く続くと、心臓の細胞が壊死し、心筋梗塞をひき起こします。発作が起きたら、早めに治療することが大事です。

## 狭心症の薬

狭心症の発作を抑えるには、不足している酸素や栄養素を供給するか、心臓が消費する酸素や栄養素を減らすしかありません。前者の作用が強い薬は発作時に使用され、後者の作用が強い薬は主に発

---

**Note**

**ホスホジエステラーゼ**

アデニル酸シクラーゼによってATPから生成される。サイクリックAMPを加水分解する酵素であり、これらの酵素活性のバランスで細胞内におけるサイクリックAMP（cAMP）濃度を調節する

**Note**

**狭心症**

狭心症とは、冠動脈の障害（動脈硬化・血管けいれんなど）によって一過性の心筋虚血が生じ、酸素不足のために胸痛が発作的に起きることをいう。狭心症はその成因により、労作狭心症（器質性狭心症）と安静狭心症（冠れん縮性狭心症［異型狭心症］）に分けられる。狭心痛の部位は、通常左前胸部、時折、背部または心窩部。右胸部の痛みは比較的少ない

作予防の目的で使用されます。

### ❶ 発作時に使用：ニトログリセリン

発作時に使用する薬でよく知られるのが、ニトログリセリン（ニトロペン）です。内服すると肝臓で分解されてしまうため、通常は舌下錠として投与し、舌でこねて溶解させます。

ニトログリセリンは冠動脈を広げ、血液の循環をよくします。同時に末梢血管も拡張させるため、血管の抵抗が弱くなり、血圧が下がります。従って、立ったまま服用すると、起立性低血圧をひき起こす危険があります。

投与すると、通常は1〜2分で効果が現れます。ニトログリセリン（ニトロペン）で発作が収まる場合は狭心症と考えられますが、収まらない場合は心筋梗塞を疑わなければなりません。

### ❷ 発作の予防に使用

狭心症の発作を予防するには、心臓の働きを抑え、心臓の酸素消費量を減らす薬が使用されます。

その1つが、プロプラノロール（インデラル）やピンドロール（カルビスケン）などのβ遮断薬です。交感神経のβ受容体に作用し、心臓の異常興奮を抑えます。

血管平滑筋の収縮には、カルシウムも関係しています。従って、細胞内へのカルシウム流入を阻害するカルシウム拮抗薬を用いると、冠動脈を含む血管の収縮が抑えられ、心筋の働きを弱めることができます。ジピリダモール（ペルサンチン）など、冠動脈拡張薬も狭心症や心筋梗塞の再発防止のために使用されます。

> **Note**
> **ニトログリセリン**
> 経口投与されると、そのほとんどが肝臓で分解されて全身血流へ入らない。そのため、舌下錠として適用し、口腔粘膜から吸収させる。そのほか、静脈内に注射したり、軟膏にしてテープに伸ばし、腕や胸に貼って皮膚から吸収させたりする。副作用として低血圧、頻脈、頭痛がある

> **Note**
> **起立性低血圧**
> 起立性低血圧とは、立ち上がった時に血圧が過度に低下することで、結果的に脳への血流が減少してめまいや失神が起こること。特に、高齢者に多くみられる。血圧の変化に代償機構が即座に反応できなくなることで起こる

**ポイント**
- 酸素供給量を増やす薬と酸素需要を減らす薬

■ 図-22

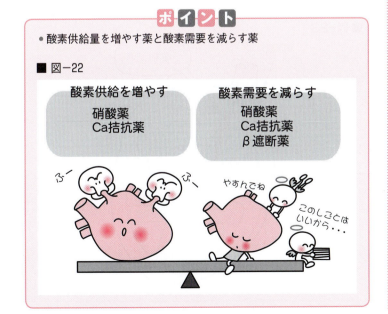

## 不整脈とは何か

心臓の拍動は、ペースメーカーである洞房結節と、刺激伝導系により、一定のリズムで繰り返されています。通常、そのリズムは1分間に60〜100回です。しかし、何らかの原因でこの刺激伝導系に異常が起こり、収縮のリズムが乱れて不規則になったり異常に速くなったり遅くなったりする場合を、不整脈といいます。

不整脈が生じると、必要な血液を必要なだけ全身に送り出すことができなくなってしまいます。

## 不整脈の薬

脈が乱れるといっても、そのタイプは大きく分けて2つあります。通常の脈拍よりも脈を打つ回数が少なくなる状態を、徐脈といいます。徐脈の場合、治療には主に人工ペースメーカーが使用されます。

反対に、脈拍数が1分あたり100を超える場合を頻脈といい、この場合は動悸が激しくなり、胸が痛いなどの症状が現れます。頻脈の場合、心臓の興奮を抑える薬が使用されます。多くは、細胞膜のイオンの出入りに作用し、心臓細胞の興奮を抑制します。抗不整脈薬はいずれも、使いすぎると心筋の収縮力低下を招く副作用があるため、注意が必要です。

> **Note**
> **心筋の酸素消費量**
> 心筋は酸素依存度が高く、血液中に含まれる酸素の約70%を摂取する。これは他の臓器が15%〜20%であるのに比べると著しく多い

> **Note**
> **徐脈と頻脈**
> 徐脈：60回未満／分以下
> 頻脈：100回／分以上

---

**Column**

### 刺激伝導系における興奮の伝わり方

① 右心房の上部に「洞結節」という特殊な心筋細胞の集まりがあり、そこから心臓に「動け」という命令（電気的興奮）が出されます。その命令が心房全体を伝わり、まず心房が収縮します。

② この命令は、「房室結節」を通って心房から心室へと伝わり、さらに「ヒス束」やプルキンエ線維へと伝わります。これにより、命令が心室全体に伝えられ、心室が収縮します。

■ 図−23

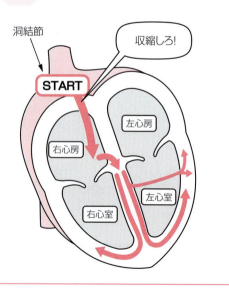

> ### ポイント
> - 徐脈：脈拍が正常よりも少なくなる→人工ペースメーカー
> - 頻脈：脈拍が正常より多くなる→心臓の興奮を抑える抗不整脈薬

## 不整脈を抑える薬の分類

抗不整脈薬は、ボーン・ウイリアムス分類によって4つのクラスに分けられています。

### ❶ ナトリウムチャネルに作用：リドカイン（キシロカイン）やキニジン、ジソピラミド（リスモダン）

細胞が興奮すると細胞膜の透過性が変化し、ナトリウム、カリウム、カルシウムなどの陽イオンが細胞膜を通過しやすくなります。そのため、細胞の内側と外側には、ごくわずかな電位の差が生じます。これが、活動電位の始まりです。このような細胞膜でのイオンの動きを薬物によって抑制すると、心臓の細胞の興奮を抑えることができます。

### ❷ 交感神経に作用するβ遮断薬：プロプラノロール（インデラル）

交感神経β受容体を遮断する薬（β遮断薬）です。交感神経が興奮すると、アドレナリンやノルアドレナリンが放出され、それに刺激されて心拍数が増し、脈拍が速くなります。不整脈の発現が主に日中や興奮した際に生じるなど、交感神経緊張による場合は特に有効です。作用はほかの抗不整脈薬と比べると弱く、副作用には過度の血圧低下や徐脈がみられます。

> **Note**
> **β遮断薬**
> 内服または注射で適用。高度徐脈や気管支喘息の患者には禁忌

### ❸ カリウムチャネルに作用：アミオダロン（アンカロン）

活動電位が発生してしばらくの間は、活動電位が発生できない期間があります。これを不応期といいますが、カリウムイオンの細胞内への流入を防ぐことで、この不応期を長くすることができます。この薬は、致死的な有害作用（肺線維症や肝障害など）を起こしやすいので、使用には注意が必要です。

> **Note**
> **不応期と不整脈**
> 心筋細胞には、仕事を行っている最中にほかからの仕事のメッセージに対して全く反応しない性質があり、この時期を不応期という。心電図上のT波の頂上付近は絶対不応期から相対不応期へ移る時期で、この頃に心室が強い刺激を受けた場合、心室頻拍や心室細動のような危険性の高い不整脈が誘発されることがある

### ❹ カルシウム（Ca）拮抗薬：ベラパミル（ワソラン）、ジルチアゼム（ヘルベッサー）

心臓の細胞へカルシウムイオンが流入するのを防ぐことで、ペースメーカー細胞の異常興奮を抑制します。高血圧や狭心症の治療にも使われるカルシウム拮抗薬が、この分類になります。主に、上室（心

房）性頻脈に対して用いられます。副作用として、便秘や低血圧を
ひき起こしやすくなります。

## 高血圧とは何か

　血圧とは、心拍出量と末梢血管抵抗の積で決まります。心臓から
血液を押し出す力が強ければ強いほど、また、末梢血管の抵抗が強
ければ強いほど、血圧は高くなります。

　現在の基準では、収縮期血圧140mmHg以上、拡張期血圧
90mmHg以上のいずれか、または両方超えた場合に、高血圧症と
診断されます。高血圧症は、生活習慣病のなかで最も多く、30歳以
上の20％が高血圧症といわれています。

　高血圧症の90％は、その原因が分からない本態性高血圧症です。
腎臓などの臓器の機能低下が原因と分かる高血圧症は、二次性高血
圧症と呼ばれ、ごくわずかです。

　高血圧症の多くは、自覚症状がありません。しかし、血圧が高い
状態が長期にわたって続くと、血管壁が脆くなり、動脈硬化や脳梗
塞、脳出血、狭心症、心筋症など、様々な合併症をひき起こします。

　高血圧症の治療には、薬物による治療だけでなく、規則正しい生
活習慣や塩分の少ない食事、肥満の予防なども大切です。

### ポイント

- 血圧＝心拍数×末梢血管の抵抗

## 血圧が上がる仕組み

　生体には、下がりすぎた血圧を上げる仕組みが備わっています。
血圧低下は生体にとって大変危険な状態となるため、生体には、そ
れをキャッチするセンサーがいくつも存在しています。こうしたセ
ンサーの1つから血圧低下が知らされると、神経系や内分泌系など
の調整ルートが働き、血圧を正常な状態に戻そうとします。

　神経系のうち、血圧を上昇させるのは、交感神経の興奮です。こ
れにより、交感神経の終末からノルアドレナリンやアドレナリンが
放出されます。それが血管の平滑筋にある$\alpha 1$受容体や心筋にある
$\beta 1$受容体に結合すると、血管や心臓が収縮し、血圧が上がります。

　さらに、交感神経の興奮は、副腎髄質からのアドレナリンの分泌
を促し、同様に心臓や血管を収縮させます。

　一方、腎臓にあるセンサーが血圧低下をキャッチすると、そこか
らレニンと呼ばれる物質が分泌されます。また、血流中のナトリウ
ム濃度が低下しても、同様にレニンが分泌されます。

　レニンそのものには血圧を上げる作用はありませんが、レニンは

---

**Note**

### カルシウム拮抗薬

不整脈や高血圧の薬としても使用される

---

**Note**

### 高血圧症治療の第一選択薬

・カルシウム拮抗薬
・アンギオテンシン変換酵素（ACE）阻害薬
・アンギオテンシンⅡ受容体拮抗薬（ARB）
・利尿薬

---

**Note**

### ネフロン

腎臓の主な働きは、尿を作ること。これを行っているのがネフロンと呼ばれる管状の構造で、1個の腎臓に約100万個ある

血中のアンギオテンシノーゲンに作用し、アンギオテンシンⅠ（ＡⅠ）を遊離します。ＡⅠは、血液中や血管内皮細胞膜にあるアンギオテンシン変換酵素（ACE）により、アンギオテンシンⅡ（ＡⅡ）に変換されます。ＡⅡは強力な血管収縮作用があり、血圧を上昇させます。

また、ＡⅡは副腎皮質にも作用し、アルドステロンの生成・分泌を促します。アルドステロンは、腎臓からナトリウムが排泄されるのを防ぐことで尿細管における水の再吸収を促し、同時に血流量を増やすことで血圧を上昇させます。

### ポイント

- 血圧を上げる仕組み
  - 交感神経の興奮→心臓や血管を収縮させる（心拍数増加）
  - レニン‐アンギオテンシン系→腎臓における水の再吸収を促し、血流量を増やす（血管抵抗増加）

## 血圧を下げる薬

では、このような仕組みとは反対に、上がりすぎた血圧を下げるにはどうすればいいのでしょうか。

先にも説明したように、血圧は心拍出量と末梢血管抵抗で決まります。ということは、血圧を下げるには、血管を流れる血液の量を減らすか、血管を広げてその抵抗を少なくすればよい、ということになります。薬物の種類でいうと、前者の代表が利尿薬であり、後者が降圧薬です。

高血圧の薬は、通常１種類だけではなく、複数の種類を併用します。同じ薬を多く使うより、効き方の違う薬をいくつか用いるほうが、より効果的に血圧を下げることができるからです。また、複数の薬を併用することで、それぞれの副作用を緩和することもできます。

自覚症状がないからといって、患者が自己判断で飲むのをやめると、リバウンドが起き、症状が急に悪化することがあります。

---

**Note**

**レニン**

アンギオテンシノーゲンのペプチド結合を分解し、アンギオテンシンⅡを合成する蛋白質分解酵素の一種。その後、アンギオテンシン変換酵素によって血圧調節に係わるアンギオテンシンⅡに変換される

---

**Note**

**アルブミン**

動物の細胞・体液中に含まれる一群の可溶性蛋白質の総称

- 血圧を下げる薬

■ 図-24

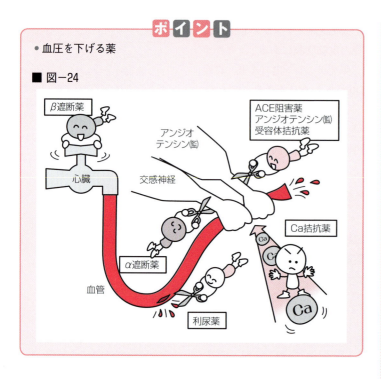

## 1 利尿薬

　利尿薬は、腎臓での水分排泄量を増やすことで血管を流れる血液量を減らし、血圧を下げる効果があります。水分調節のポイントとなるのは、血液中におけるナトリウムの濃度です。ナトリウムの濃度が高いと、それを薄めようとして水分は血管内に留まります。反対に、ナトリウムの排泄を促せば、同時に水分も排泄されることになります。

　利尿薬には、ナトリウムと同時にカリウムイオンも排泄してしまうものと、カリウムを保持するものがあります。前者がサイアザイド（チアジド）系やループ利尿薬と呼ばれるもので、ヒドロクロロチアジド（ヒドロクロロチアジド）やトリクロルメチアジド（フルイトラン）、フロセミド（ラシックス）がそれにあたります。副作用として、低カリウム血症や血糖上昇、高尿酸血症などをきたすことがあります。

　一方、カリウムを保持する利尿薬は、スピノラクトン（アルダクトンA）やトリアムテレン（トリテレン）です。これらは、腎臓にあるアルドステロンの受容体に作用し、アルドステロンで活性化されるナトリウムポンプの働きを阻害することで、ナトリウムの再吸収とカリウムの排泄を抑えます。

### Note 透析
人工透析。血液中の老廃物などを、機器などを使って人工的に体外に排出する治療法。人工腎臓に血液を通して行う血液透析と、腹膜を用いる腹膜透析がある

### Note 利尿薬使用の注意点
過度の利尿薬使用は、血液濃縮、血栓形成、塞栓症、低電解質症、脱水症状などを起こす危険がある。また、薬物代謝や薬物の排泄に影響を与え、薬効の増強や副作用をもたらす危険があるため、注意が必要

### Note ネフローゼ症候群
蛋白尿が多量に出て血液中の蛋白質が減り、低蛋白血症を起こすと、全身がむくんでくる。また、コレステロールや中性脂肪などが増え、高脂血症が現れる。こういう症状が起こる腎臓病を総称して、ネフローゼ症候群と呼ぶ

■ 図-25 利尿薬

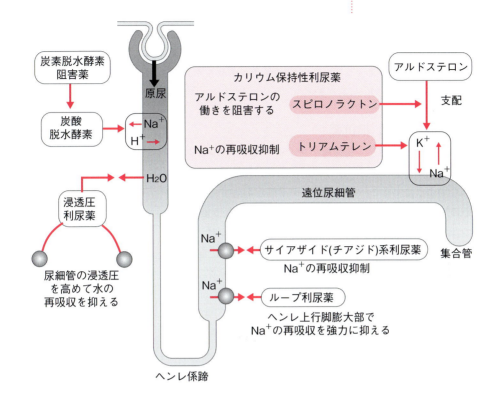

### ❷ β遮断薬

　心臓にある交感神経のβ受容体を遮断し、心拍数や心拍出量を減らすことで血圧を下げる薬です。不整脈や狭心症の予防に使われることもあります。

　β遮断薬のなかには、アテノロール（テノーミン）のように、心臓のβ1受容体に選択的に作用するものもあります。しかし、多くはそのほかの場所にあるβ2受容体にも作用するため、気管支を収縮させて喘息を誘発したり、手足の血流を悪くしたりするおそれもあります。気管支喘息や高度な徐脈のある患者には、禁忌です。

### ❸ ACE阻害薬

　ACE（アンギオテンシン変換酵素）は、アンギオテンシンⅠ（AⅠ）をアンギオテンシンⅡ（AⅡ）に変換する酵素です。ACE阻害薬は、この酵素の働きを抑え、AⅡの生成を抑制することで、血圧を下げます。

　また、ACE阻害薬は同時に、血液中にある降圧物質であるブラジキニンの分解酵素を抑制するため、その面からも血圧を下げる効果を発揮します。

　代表的な薬物には、カプトプリル（カプトリル）やエナラプリル（レ

ニベース）などがあります。

### ④ アンギオテンシンⅡ受容体拮抗薬（ARB）

アンギオテンシンⅡ受容体への結合を妨げることで、血圧を下げます。代表的な薬には、ロサルタン（ニューロタン）、カンデサルタン・シレキセチル（ブロプロレス）があります。

### ⑤ カルシウム（Ｃａ）拮抗薬

カルシウムが細胞に入ると、筋線維のアクチンとミオシンがスライドして筋肉が収縮します。カルシウム拮抗薬は、細胞内にカルシウムが入らないようにすることで、血管の平滑筋が収縮するのを防ぎます。その結果、血管の抵抗が少なくなり、血圧は下がります。

代表的な薬には、ニフェジピン（アダラート）やニカルジピン（ペルジピン）、アムロジピンベシル（アムロジン）があります。顔の血管が拡張するため、ほてりを訴える患者もいます。

### ⑥ $\alpha_1$遮断薬

血管にある交感神経の$\alpha_1$受容体を遮断し、交感神経が興奮しても血管が収縮しないようにして血圧を下げます。飲み始めは、ふらつきや立ちくらみが出ることがあるので、注意が必要です。

## 脂質異常症とは何か

血液中には、コレステロールや中性脂肪、リン脂質、遊離脂肪酸などの脂質が含まれています。これが一定の濃度を超えた場合、脂質異常症と呼ばれます。

高脂血症も、高血圧同様、生活習慣病の１つに数えられます。自覚症状がほとんどなく、放っておくと動脈硬化が進んだり、血管が狭くなったりして、脳梗塞や心筋梗塞をひき起こす原因になります。

■ 表−5　WHO による脂質異常症の分類

| タイプ | 増加するリポ蛋白 | 検査値の特徴 |
|---|---|---|
| Ⅰ | カイロミクロン | 中性脂肪が上昇 |
| Ⅱa | LDL | 総コレステロールが上昇 |
| Ⅱb | LDL、VLDL | 中性脂肪と総コレステロールの両方が上昇 |
| Ⅲ | レムナント | 中性脂肪と総コレステロールの両方が上昇 |
| Ⅳ | VLDL | 中性脂肪が上昇 |
| Ⅴ | カイロミクロン、VLDL | 中性脂肪がより高度に上昇 |

> Column

## 生体内における脂質の役割

肥満の原因にもなる脂質は、現代社会ではどこかやっかい者です。しかし、生体にとっては、脂質もやはり欠かせない栄養素の1つです。

食事から摂取した脂肪分は、肝臓でコレステロールに合成されます。コレステロールは、細胞膜や脳・神経細胞、胆汁などを作る原料として必要不可欠な物質です。私達の体はコレステロールを使い、エストロゲンやテストステロン、コルチゾールなど、様々なホルモンやビタミンDを作ります。また、余分な脂肪は、脂肪細胞で中性脂肪として蓄えられており、必要な時に分解され、成長などの体の代謝過程に必要なエネルギーとして使用されます。

コレステロールや中性脂肪などの脂質は、そのままの姿では血液の中に溶け込むことができません。従って、蛋白質などの物質と結びついてリポ蛋白と呼ばれる粒子を形成し、血液の中を流れていきます。

リポ蛋白は、その大きさや重さにより、カイロミクロン、超低比重リポ蛋白（VLDL）、低比重リポ蛋白（LDL）、高比重リポ蛋白（HDL）に分類されます。LDLによって運ばれるコレステロールはLDLコレステロール、HDLによって運ばれるコレステロールはHDLコレステロールと呼ばれます。

コレステロールを多く含むLDLコレステロールは、「悪玉コレステロール」とも呼ばれます。肝臓で作られたコレステロールを身軽に体の隅々まで運んでしまうため、体内のあちこちでコレステロールが増え、動脈硬化をひき起こす原因になるからです。

反対に、半分が蛋白質でできているHDLは、「善玉コレステロール」と呼ばれます。血管壁に溜まった余分なコレステロールを回収して肝臓へと運ぶ、コレステロールの回収業者です。

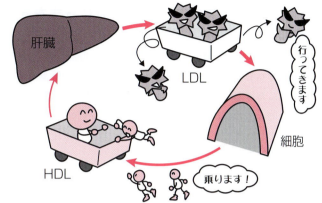

■ 図-26　善玉コレステロールと悪玉コレステロール

余ったコレステロールはリサイクル

## 脂質異常症の薬

脂質濃度は、加齢に伴う変化、遺伝性疾患を含む様々な病気、薬の使用、生活習慣（高脂肪の食事、運動不足、肥満）により、異常値になることがあります。

日本動脈硬化学会が2002年に発表したガイドラインでは、脂質異常症の診断基準を以下のように定めています。

脂質異常症の診断基準（血清脂質値：空腹時採血）

| 高コレステロール血症 | 総コレステロール | ≧220 mg/dL |
|---|---|---|
| 高LDLコレステロール血症 | LDLコレステロール | ≧140 mg/dL |
| 低HDLコレステロール血症 | HDLコレステロール | <40 mg/dL |
| 高トリグリセリド血症 | トリグリセリド | ≧150 mg/dL |

（日本動脈硬化学会ホームページより）

つまり、高脂血症のタイプは大きく、コレステロール値が全般に高いタイプ、LDL 値が高いタイプ、善玉の HDL 値が低いタイプ、中性脂肪が高いタイプなどに分けることができます。従って、それを改善する薬も、それぞれ違います。

### ① 肝臓でのコレステロール合成のじゃまをする： HMG-CoA 還元酵素阻害薬）

コレステロールは、肝臓で合成されます。この肝臓での合成には、HMG-CoA 還元酵素が関与しています。従って、この酵素を阻害すると、肝臓におけるコレステロールの合成ができなくなってしまいます。代表的なものには、プラバスタチン（メバロチン）やシンバスタチン（リポバス）があります。コレステロールは夜間に合成されるので、これらの薬は夕食後に飲みます。

### ② 肝臓での VLDL の合成を制限する：フィブラート系

肝臓での VLDL の合成を制限し、コレステロール値を下げます。中性脂肪はよく下げますが、コレステロールの合成抑制作用は弱いと言われます。

### ③ 胆汁酸と結合することで、肝臓での LDL の取り込みを増加させる：イオン交換樹脂

コレステロールは、胆汁を作る原料にもなります。従って、胆汁をどんどん作るように仕向ければ、原料であるコレステロールも減ることになります。それを利用したのが、このタイプです。ここに属する薬は、腸管内で胆汁酸と結合し、そのまま便と一緒に排出されます。すると、体内で胆汁酸が不足し、肝臓が LDL コレステロールを取り込んで胆汁酸を合成しようとします。その結果、血中の LDL 濃度は下がります。

### ④ 肝臓で合成された VLDL が血液中に出るのを抑制する：ニコチン酸製剤

ニコチン酸製剤は、ビタミン B 剤の仲間で、安全性の高い薬です。肝臓で合成された VLDL が血液中に出されるのを抑制することで、血液中の中性脂肪や LDL を減少させます。

### ⑤ LDL の酸化を抑制する：プロブコール類

コレステロールの胆汁酸への排出を促すとともに、LDL の酸化を抑制することで、動脈硬化を予防します。家族性高脂血症の黄色腫にも効果があります。代表的なのは、プロブコール（ロレルコ）です。

---

**Note**

#### LDL

LDL は、肝臓で TG などから合成されたコレステロールを末梢組織へ運搬する役目を持つ

---

**Note**

#### HDL

HDL は組成の50％が蛋白質で、ついでリン脂質とコレステロールを含む。組織からコレステロールを除去し、肝臓へ運ぶ役目を持つ。肝臓へ運ばれたコレステロールは、胆汁酸に分解されて胆汁中に排泄されるが、一部は小腸から再吸収される

- 脂質異常症の治療薬と効果

■ 表-6

|  | 総コレステロール | 中性脂肪 | HDLコレステロール |
|---|---|---|---|
| スタチン系 | ↓↓↓ |  | ↑ |
| フィブラート系 | ↓ | ↓↓ | ↑↑ |
| 陰イオン交換樹脂 | ↓↓ |  |  |
| ニコチン酸 | ↓ | ↓ | ↑ |
| プロブコール類 | ↓↓ |  | ↓ |

# 4 血液に関係する薬

## 血液の成分とは？

### ❶ 赤血球の働き

　血管の中を流れる血液は通常、赤い色をしています。この赤は、言わずと知れた赤血球の赤です。

　血液の成分は大きく、血漿（水分）と血球に分けることができます。驚くことに、血球成分の99％は赤血球です。赤血球の主な仕事は、全身の細胞へ酸素を運ぶことです。同時に、全身の細胞が排出した二酸化炭素を回収するのも、赤血球の役目です。

　赤血球は酸素の運び屋ですから、自身が酸素を消費してしまわないよう、細胞には核がありません。その代わり、中にはヘモグロビンという物質がぎっしり詰まっていて、酸素はこのヘモグロビンと結合して運ばれます。

　骨髄で作られた赤血球は、約120日の寿命が終わると脾臓に運ばれ、元の原料である鉄分と色素に分解されます。

　血球成分のうち、残り１％は白血球と血小板です。血液１mm$^3$中の数でみると、赤血球は約500万個ですが、白血球は約7000個、血小板は約30万個という数になります。

### ❷ 白血球の働き

　白血球の仕事は、細菌などの外敵から生体を守ることです。これを専門用語では、「免疫」と呼びます。白血球は、この免疫においてとても重要な働きをしています。

　白血球は、その移動手段として血流を利用しています。ふだんは血流に乗って全身をくまなくパトロールし、体内に細菌が侵入してくると、血管から出ていって攻撃したり、その情報を仲間の細胞に連絡したりしながら、協力し合って敵を退治します。

### ❸ 血小板の働き

　けがなどで血管が破れると、流れ出た血液が固まって傷口をふさいでくれます。これは、血小板のおかげです。

　血管が破れるとまず、その周囲に血小板が集まってきて、血管の修復作業が始まります。血小板の細胞も、赤血球と同じように核がありません。また、完全な細胞ではなく、巨核球と呼ばれる大きな細胞の細胞質がちぎれた直径約２μmの小さな破片です。

血小板が破れた箇所をふさいで応急処置をした後は、血漿中に含まれているフィブリノーゲンという物質がフィブリンという糸のような物質になって固まり、そこに網目をつくります。さらに、この網目に赤血球がからまると、編み目がより強固になり、傷口には赤い塊（血餅）、つまり、かさぶたができます。このかさぶたによって傷口は完全にふさがれ、細菌などの侵入を防ぐことができます。

■ 図－27　止血の仕組み

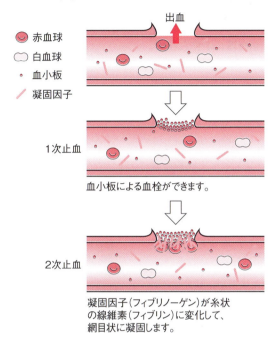

## 貧血とは何か

　貧血とは、血液中の赤血球が減少した状態を指します。赤血球が足りないと、必要な酸素が体内の各細胞に十分に運ばれないばかりか、代謝によって生じた二酸化炭素も回収できなくなってしまいます。その結果、全身の倦怠感やめまい、動悸、皮膚の蒼白などの症状が現れます。

**ポイント**
- 貧血とは、赤血球が不足した状態のこと

**Note**
**貧血**
貧血は、赤血球の産出がその過程で種々の障害を受けることによって現れる

# 貧血の薬

貧血には、その原因によって様々なタイプがあります。それぞれ、使用する薬も違います。

## ① 鉄欠乏性貧血の場合

貧血のうち最も多いのは、鉄不足による貧血です。ヘモグロビンはヘムという鉄分とグロビンという色素でできており、酸素はこの鉄分と結合することにより、全身へと運ばれます。従って、原料になる鉄が不足すると、十分なヘモグロビン（赤血球）が作られず、貧血状態になります。

鉄欠乏性貧血は、女性に多くみられる疾患です。消化管からの慢性的な失血や、出産・生理による出血などが原因になります。治療には、硫酸鉄（フェロ・グラデュメット）やクエン酸第一鉄ナトリウム（フェロミア）などの鉄剤が使われます。鉄剤を、テトラサイクリン系抗生物質と併用すると、テトラサイクリン系抗生物質の吸収が抑制されます。

## ② 巨赤芽球性貧血（悪性貧血）の場合

細胞分裂に必要なビタミン$B_{12}$や葉酸が不足した場合も、赤血球の分化が障害され、貧血になります。

ビタミン$B_{12}$は、通常の食事で十分にまかなえますが、ビタミンが腸から吸収されるためには、胃の細胞壁から分泌される内因子が必要です。自己免疫疾患などでこの内因子が不足すると、せっかく摂取したビタミンが腸から吸収されず、貧血状態になります。また、胃の摘出などで内因子が不足した場合も、同様に貧血となります。

治療法としては、不足しているビタミン$B_{12}$（シアノコバラミン）や葉酸（フォリアミン）を投与します。ビタミン$B_{12}$は吸収されやすいよう、経口ではなく、注射します。

## ③ 腎性貧血

赤血球の前駆細胞が赤血球に分化するには、腎臓からエリスロポエチンというホルモンが分泌されなければなりません。腎機能の低下などにより、このエリスロポエチンが欠乏すると、赤血球が不足して貧血になります。人工透析の患者などに多いタイプの貧血です。治療には、エポエチン・アルファ（エスポー）やエポエチン・ベータ（エポジン）などのエリスロポエチンを使います。

## ④ 溶血性貧血

赤血球の寿命が短縮して、赤血球が壊れやすくなったために起こる貧血です。

---

**Note**

### 悪性貧血

巨赤芽球性貧血の一種。自己免疫障害によって胃粘膜が障害されると、胃粘膜から分泌される内因子が不足し、ビタミン$B_{12}$の吸収障害を起こす。その結果、ビタミン$B_{12}$欠乏性貧血になる。胃酸分泌も低下するので鉄を酸化することができず、鉄吸収もしにくくなる

---

**Note**

### 貧血全体に共通の症状

**全身症状**：微熱
**皮膚および粘膜**：蒼白
**呼吸・循環器**：動悸、息切れ、頻脈、静脈雑音（こま音）、収縮期雑音
**精神・神経系**：頭痛、易疲労性、倦怠感、耳鳴、めまい、嗜眠、失神、筋力低下
**消化器**：食欲不振、悪心・嘔吐、便秘、下痢、腹部不快感、放屁
**泌尿・生殖器**：無月経、インポテンツ

自己抗体による赤血球の破壊が原因の場合は、プレドニゾロン（プレドニン）などのコルチコステロイドが治療薬として選択されます。コルチコステロイドで効果がない場合や、耐えられない副作用が起きた場合は、手術による脾臓摘出が次の治療法となります。脾臓摘出後も赤血球の破壊が続く場合や、手術ができない場合は、シクロスポリン（ネオーラル）やアザチオプリン（イムラン）などの免疫抑制薬を使用します。

> **Note**
> **各貧血に固有の症状**
> **鉄欠乏性貧血**：スプーン爪（さじ状爪）、嚥下困難、口内炎、黄疸、脾腫
> **溶血性貧血・悪性貧血**：舌乳頭萎縮、脊髄後索側索症状（亜急性脊髄連合変性症）

### ポイント

- 赤血球生産過程と各種貧血における障害部位

■ 図−28

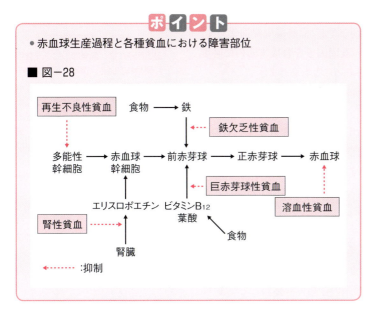

## 白血球の異常とその薬

　白血球は、骨髄の幹細胞から生じます。正常な状態では、幹細胞から派生した白血球細胞はそれぞれ、好中球、好塩基球、好酸球、単球（リンパ球）へと成長していきます。

　しかし、この分裂の過程で、染色体の遺伝子の配列が部分的に変わってしまうことがあります。その結果できた異常な染色体は、細胞分裂の制御を狂わせ、異常な細胞が無制限に増殖して悪性化し、白血病にいたります。

　白血病の治療には、主に抗がん剤が使用されます。抗がん剤については、第8章　化学療法で詳しく説明します。

## 出血を止める薬

　血液にはそもそも、血管の外に出ると固まる性質があります。この性質を、血液凝固といいます。血液凝固には、血小板の働きと同時に様々な因子が関与しています。このうち1つでも欠けていると、

> **Note**
> **寛解**
> 白血病をコントロールできている状態を寛解といい、白血病細胞が再び現れた状態を再発（または再燃）という

> **Note**
> **血液の凝固系と線溶系**
> 凝固系とは、出血を止めるために生体が血液を凝固させる一連の分子の作用系であり、そうして固まった血栓を溶かして分解するのが線溶系（線維素溶解系）である。多くの病態において、この2つは密接に関係している

血管は修復されずに血液は固まらなくなり、出血が続くことになります。

## ① 凝固因子の代わりをする、凝固因子を作る

血液凝固には、いくつかのステップがあります。血液凝固に係わる物質にはそれぞれ番号が付けられ、第Ⅰ因子から第ⅩⅢ因子まであります（第Ⅵ因子は欠番です）。出血を止める薬のなかには、この因子の代わりに働き、血液凝固を促進するものがあります。

トロンビンや、フィブリノーゲン製剤などが、血液凝固促進薬です。また、肝臓でプロトロンビンなどの凝固因子を合成するのに必要なビタミンKが、止血薬として投与されることもあります。

## ② 血管に作用する

血管が破れやすくなっていると、出血しやすくなります。そのような場合には、止血薬として血管強化薬（カルバゾクロム）が使用されます。これらは血管壁に作用しますが、凝固系には作用しません。

また、アドレナリンなど交感神経の$\alpha$受容体に作用する薬は、血管を収縮させることで出血を抑えます。

## ③ 血栓を溶かさないようにする

血液には、血管の外に出た時に固まるようにする凝固系の仕組みと同時に、固まった血栓を溶かす線溶系の仕組みも備わっています。この線溶系に関係している物質が、フィブリンを分解するプラスミンです。止血薬のなかには、このプラスミンの作用を抑えるものもあります。薬用歯磨き粉などに使用されているトラネキサム酸（トランサミン）が、抗プラスミン薬として有名です。

# 血液が固まらないようにする薬

血液を固まらないようにする薬は、総称して血液凝固阻止薬や抗凝血薬と呼ばれます。このような薬が必要になるのは、輸血や人工心肺を使った手術などの場合です。また、脳血栓や心筋梗塞などの血栓症の予防にも、こうした薬が使用されます。

## ① 凝固系のじゃまをする

先にも説明したように、血液が固まる仕組みには、いくつかの因子が段階的に関与しています。従って、どこかでその因子をじゃますることができれば、血液を固まらないようにすることができます。

血液凝固阻止薬で知られるのが、ワルファリンとヘパリンです。

---

**Note**

### 血友病

血液が固まらなくなる先天的遺伝的疾患。第Ⅷ因子の活性が先天的に低下、または欠損しているために起こる

---

**Note**

### 様々な凝固因子

凝固因子には、発見順のローマ数字が使われている。次々に新しい因子が発見され、しかも後になってそれは同じ因子の別の形態だということが判明したためである。後者の理由により、いくつかの欠番がある。最初の3つは、ローマ数字による呼び方ではあまり使われない

フィブリノーゲン・フィブリン（第Ⅰ因子）

プロトロンビン・トロンビン（第Ⅱ因子）

組織因子（第Ⅲ因子、トロンボプラスチン）

第Ⅴ因子

第Ⅵ因子

第Ⅶ因子

第Ⅷ因子：この欠損によって血友病を罹患する

第Ⅸ因子（クリスマス因子）

第Ⅹ因子（スチュアート・ブラウアー因子）：主に肝臓でビタミンKによって合成される

第Ⅺ因子（血漿トロンボプラスチン前駆物質）

第Ⅻ因子

第ⅩⅢ因子

プレカリクレイン

高分子キニノゲン

■ 図-29　血液凝固系と各種凝固阻止薬の作用する部位

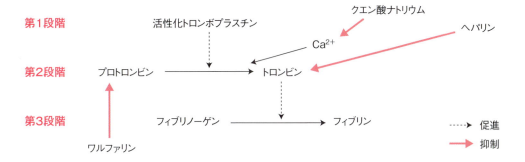

　ワルファリンは、構造的にビタミンKによく似ており、肝臓に働いてプロトロンビンの合成をじゃまします。
　ヘパリンは、凝固系の作用を妨害するアンチトロンビンⅢを活性化することで、血液を固まらないようにします。
　また、フィブリノーゲンがフィブリンに変化する過程では、カルシウムも関与しています。クエン酸ナトリウム（輸血用チトラミン）などの脱カルシウム薬は、血液凝固に必要なカルシウムを血液から奪うことで、血液を固まらなくします。

### ❷ 血小板の凝集をじゃまする

　血液が固まる仕組みには、血小板も関与しています。血小板は、血管に傷がつくと、いち早くそこに駆けつけ、傷口にふたをする役目を負っています。血小板凝集阻止薬は、傷ができても血小板がそこに集まれないようにし、血栓ができるのを防ぎます。
　こうした薬の代表が、アスピリンです。アスピリンは、シクロオキシゲナーゼの働きを妨害し、血小板の凝集に必要なトロンボキサンA2を合成させなくします。

### ❸ できてしまった血栓を溶かす薬

　できてしまった血栓を溶かすには、凝固系ではなく、線溶系に働きかける必要があります。フィブリンを分解するのはプラスミンですが、血栓溶解薬はこのプラスミンの働きを強め、血栓を溶かしやすくします。ウロキナーゼや組織プラスミノーゲンアクチベータ（t-PA）が、よく知られています。

> **Note**
> **線溶系の機序**
> 血漿中のプラスミノゲンが組織型プラスミノゲン活性化因子（t-PA）、もしくはウロキナーゼによって活性化され、プラスミンになる。プラスミンは凝固したフィブリンを分解し、D-ダイマーそのほかの分解産物に変化させる。凝固した血餅は生体にとっては異物であり、組織の修復とともに除去されねばならない。このために存在するのが、線溶系である

## ポイント

①止血薬の種類

　血液凝固促進剤：トロンボプラスチン製剤、フィブリノーゲン製剤

　血管強化薬：カルバゾクロム（アドナ）

　抗プラスミン薬：トラネキサム酸（トランサミン）

②抗凝固薬の種類

　血液凝固阻止剤：ワルファリン、ヘパリン

　血小板凝集阻止薬：アスピリン

　血栓溶解薬：ウロキナーゼ、組織プラスミノーゲンアクチベータ（t-PA）

### Note

**ワルファリン投与の注意点**

妊婦には禁忌である。また、納豆との相互作用に注意する

### Column

## コラム：アスピリン・ジレンマとは

　鎮痛薬として知られるアスピリンは、少量投与するとシクロオキシゲナーゼの働きを阻害し、トロンボキサン $A_2$ を作らせないようにして、血小板の凝集をじゃまします。そのため、鎮痛薬だけではなく、血液をさらさらにする抗凝血薬としてもよく知られています。

　しかし、血栓症の予防にアスピリンを使用することには、ある危険性も潜んでいます。アスピリンを大量投与すると、血小板の凝集を阻害するように働くプロスタグランジン $I_2$ の産生も同時に阻害してしまい、これによって血栓ができやすくなってしまうことがあるからです。

　これが、いわゆるアスピリン・ジレンマです。

# 5 呼吸器に作用する薬

## 空気も基本的には「異物」である

　呼吸とは、生命維持のために大気中から酸素を取り込み、代謝の結果生じた老廃物である二酸化炭素を体外へ排出することです。正確には、肺における酸素と二酸化炭素のガス交換を外呼吸、血液を介した細胞レベルでの酸素と二酸化炭素のガス交換を内呼吸、と呼んでいます。

　私達が日々吸い込んでいる空気は、生命維持に欠かせない酸素も含んではいますが、基本的には「異物」です。塵などの小さなゴミも、たくさん含まれています。従って、気道から肺へと続くルートには、そうした生体に不必要な異物を取り除くための仕組みが備わっています。

　気道の粘膜は、そうしたゴミを付着させ、肺まで届かないようにしています。さらに、そうした粘膜にくっついたゴミは、痰や咳に混じって気管支に到達する前に体外へと吐き出されます。

## 咳を止める薬

　咳をすることは、生体にとって必ずしも悪いことではありません。咳はもともと、異物を体外へ排出するための反射の１つなので、むやみに止めると異物が体内に留まってしまうことになり、かえって生体によくない結果を及ぼすこともあります。

　しかし、咳をすることは非常に体力を消耗し、心臓や肺へも大きな負担をかけます。また、夜間咳が止まらないと、熟睡することができず、弱った体力を回復することもできません。

　従って、あまりにひどい咳が続く場合は、鎮咳薬といって、咳を止める薬が使用されます。

　先ほど説明したように、咳は反射の一種です。気道への刺激が気管支の平滑筋を収縮させ、その収縮が咳受容体に刺激を与えます。その刺激による興奮が、迷走神経を伝わって延髄にある咳中枢へ伝わり、咳が出ます。

　ですから、咳を止めるには、延髄の中枢神経に働きかけて咳が出る反射を抑えればよい、ということになります。

　リン酸コデインは中枢神経抑制薬で、強力な鎮咳作用があります。同時に、眠気やめまいなどの副作用があります。また、この薬は、

---

**Note**

### 吸入

吸入によって揮発性の薬物は速やかに肺胞から吸収され、全身作用を現す。薬液を液状にして気道に局所適用することもある

強力な下痢止めとしても使用されるため、便秘をきたします。

咳を止めるには、直接中枢に働きかけるだけでなく、末梢神経に働きかけ、気管支の平滑筋を弛緩させる方法もあります。気道分泌物の多い気管支炎や肺炎では、末梢性鎮咳薬を使用します。

> **Note**
> **気管支喘息**
> 空気の通り道である気管支が、アレルギーなどで炎症を起こして過敏になり、何かの刺激で腫れたり痰がでたりして狭くなる。息を吸えるが、吐くのが苦しくなる

> **Note**
> **気管支喘息の患者数**
> 喘息患者は現在、国内に500万人。そのうち毎年6000人が喘息発作による呼吸困難で死亡している

**ポイント**

- 鎮咳薬の分類

■ 図−30

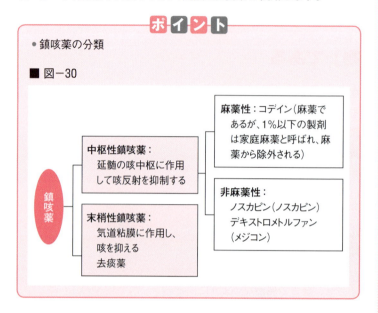

## 痰をとる薬

気道の内側には、繊毛の生えた上皮細胞があります。これは、まるで気道内に備わったブラシのように働き、外から入ってきた塵や細菌などを口のほうへと移動させます。

また、気道の表面は粘膜で覆われ、この粘膜から分泌される粘液が侵入した異物をからめ、これを繊毛で集めて痰を作ります。

粘液の割に異物が多い場合や、乾燥している場合、痰の粘度が上がり、なかなか痰が吐き出せなくなります。そうした場合に使用するのが、去痰薬です。

塩酸ブロムヘキシン（ビソルボン）は、気道での粘液の分泌を増加させ、痰の粘度を下げることで、痰を吐き出しやすくします。また、カルボシステイン（ムコダイン）などのシステイン誘導体は、痰の分子を小さく切断することで、痰を吐き出しやすくします。

## ポイント

- 去痰薬の分類

■ 図−31

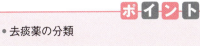

去痰薬
- 気道分泌促進薬：
  セネガ、オンジ、キキョウなどのサポニン生薬
- 気道粘膜溶解薬：
  吸入：重曹水、アセチルシステイン
  内服：塩化アンモニウム、カルボシステイン、ブロムヘキシン（ビソルボン）
- 粘膜潤滑薬：
  アンブロキソール（ムコソルバン）
  肺胞界面活性物質の分泌を促進し、気道壁を潤滑にする

> **Note 結核**
> 結核は、結核菌によって起こる感染症。呼吸器で発症することが多い。（治療薬については、第8章化学療法薬を参照）

> **Note 結核菌の特徴**
> 分裂の速度が遅く、熱と紫外線に弱い。肺のような酸素が豊富な場所を好み、染まると酸につけても色が消えないので、抗酸菌とも呼ばれる

> **Note 非定型好酸菌症とは**
> 非定型好酸菌症は、結核菌、ライ菌以外の好酸菌による感染症。この菌は自然界に分布し、毒力は結核菌に比べて格段に弱く、人1人の感染はほとんどない。肺に基礎疾患がある患者に多くみられ、結核とほぼ同じ薬を使う。一般に結核より薬が効きにくく、治療期間が長期化することが多い

## 喘息とその薬

喘息とは、空気の通り道である気管支が狭くなり、呼吸が苦しくなってしまう病気です。息を吸い込むことはできても、うまく吐き出すことができないのが特徴で、息をするたびに「ヒューヒュー、ゼーゼー」といった苦しい音をたてます。

喘息は、アレルギーや細菌、疲労やストレスなどが原因で起こると言われます。なかでも注目されているのは、アレルギーです。アレルギーの原因物質を吸い込むと、気道にアレルギー反応が起き、それによって気管支が収縮したり、炎症を起こしたりします。さらに、それによって粘膜が傷つくと、わずかな刺激にも敏感に反応し、発作が起こりやすくなります。

従って、喘息の根本的な治療には、こうしたアレルギー反応を抑える薬が投与されます。しかし、抗アレルギー薬は、発作が起きてしまった後では効きません。そのため、発作時の呼吸困難を和らげる目的では、主に気管支拡張薬が使用されます。

### ❶ 抗アレルギー薬

アレルギー反応は、抗原抗体反応の結果、肥満細胞からヒスタミンが遊離し、それが特定の受容体（$H_1$受容体）に結合することで始まります。クロモグリク酸（インタール）などの抗アレルギー薬は、肥満細胞からヒスタミンが遊離するのをじゃまして、アレルギー反応が起こらないようにします。

> **Note 喘息の禁忌薬**
> - 非ステロイド性抗炎症薬（アスピリンなど。貼り薬でも発作死する危険あり）
> - β遮断薬（緑内障の治療のためβ遮断効果のある点眼薬を使用し、発作死した例あり）

> **Note 肺炎**
> 肺に炎症を起こす感染症。治療薬については、第8章化学療法薬を参照。日本における死亡率の第4位を占め、その9割が高齢者

### ❷ アドレナリン受容体のβ刺激薬

交感神経を刺激することで気管支を拡張させ、呼吸を楽にします。また同時に心拍数を増加させます。アドレナリンのほか、イソプレナリン（アスプール）、サルブタモール（サルタノール）、プロカテロール（メプチン）があります。後ろ2つは心臓よりも気管支に対する作用が強い薬物です。発作時に吸入して使います。

### ❸ 抗コリン作用薬

副交感神経の働きを抑えることで、気管支の収縮を抑え、結果的に呼吸を楽にします。イプラトロピウム（アトロベント）があります。

### ❹ キサンチン誘導体

気管支平滑筋をリラックスさせる働きがあるサイクリックAMPの分解を阻害し、その量を増やすことで気管支を広げます。

### ❺ 吸入ステロイド薬

強い抗炎症作用を持つ「ステロイド」を直接、気道に投与することで炎症を改善します。速効性はなく、発作を鎮めることはできません。吸入によって口の中にカビが発生したり（カンジダ症）、かすれ声になったりすることがあるので、吸入後は必ずうがいをします。

> **Note 呼吸促進剤**
> 仮死状態の新生児や催眠薬などの薬物中毒患者には、ジモルホラミンやドキサプラムなどの呼吸促進剤を投与することがある。延髄の呼吸中枢に直接働きかけ、緊急避難的に呼吸量を増やす。また、モルヒネなどの麻薬中毒によって呼吸が抑制されている場合には、ナロキソンやレバロルファンなどの麻薬拮抗薬も使われる

> **Note 吸入した後はうがいをする**
> 口の中にカビが生えるなどの副作用を防ぐため、吸入後はうがいをする。うがいは、口の中に残った余分なものを洗い流すだけで、気管支にくっついた薬までは流さない

**ポイント**

- 喘息の仕組みと薬の作用部位

■ 図-32

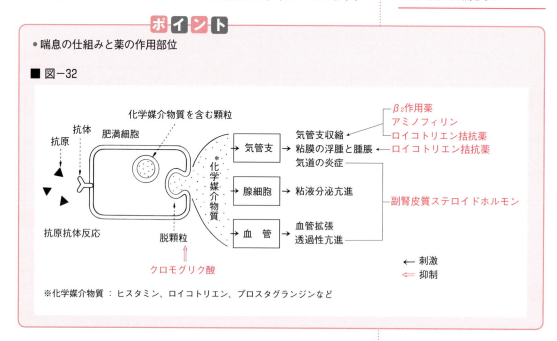

※化学媒介物質：ヒスタミン、ロイコトリエン、プロスタグランジンなど

# 消化器に作用する薬

## 消化性潰瘍とは？

　食道から入った食物は、胃で攪拌されて小腸で吸収されます。胃は大きな袋状の臓器ですが、食べ物をただこねたりすりつぶしたりするだけではありません。胃は、様々な胃液を分泌する腺を持っています。食べ物を消化するうえで、この腺はとても重要な働きをします。

　胃腺は複数の細胞から成り、主細胞はペプシノーゲン（蛋白分解酵素ペプシンの前駆体）、壁細胞は塩酸を分泌します。塩酸は胃内容を酸性に保ち、酵素を活性化します。また、食事中の蛋白質などで刺激されると、胃の一部からガストリンが分泌され、そのガストリンがさらにペプシノーゲンや塩酸の分泌を促します。

　しかし、胃腺から分泌される消化酵素や塩酸は、胃にとって両刃の剣です。入ってきた食物を分解するだけでなく、胃の細胞そのものも消化し、攻撃してしまうからです。そのため、胃には自身が分泌した消化酵素や塩酸から身を守る防御機構も備わっています。

　胃の粘膜は通常、ねばねばしたアルカリ性の粘液で覆われていますが、これはこうした消化酵素から身を守るための一種の防御壁です。また、胃粘膜ではプロスタグランジンが作られていて、胃酸の分泌を抑えるように働きます。

　つまり消化性潰瘍とは、この「食物を消化しようとする力」と「胃を消化されまいと守る力」のバランスが崩れるために起こります。バランスが崩れる原因は、ストレスや粘膜の損傷など様々な因子が指摘されていますが、最近では、粘膜に生息するヘリコバクター・ピロリがその一因であると言われ、注目を集めています。

---

**Note**

### 食欲が起こるメカニズム

食欲は、生命を維持するために必要な本能である。視床下部にある摂食中枢に支配され、血糖値や血中遊離脂肪酸値などの刺激によって調節されている。また、食欲は視覚・嗅覚などの精神的因子にも大きく左右されている。精神的に興奮すると、副交感神経が抑制され、消化液の分布が低下したり胃腸運動が抑えられたりして、食欲を感じなくなる。

---

**Note**

### 消化酵素

消化に使われる酵素のこと。分解される栄養素により、蛋白質分解酵素、脂肪分解酵素、炭水化物分解酵素などに分けられる

---

**Note**

### 蛋白質分解酵素

**胃液**：ペプシン（蛋白質をアミノ酸に分解）
**膵液**：トリプシン（脂肪を脂肪酸とグリセリンに分解）、キモトリプシン
**腸液**：アミノペプチダーゼ

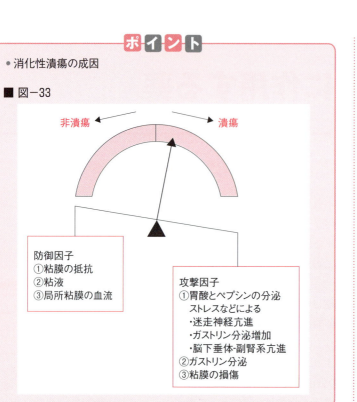

> **Note**
> **脂肪分解酵素**
> 胃液、膵液、腸液：リパーゼ

> **Note**
> **炭水化物分解酵素**
> 唾液、膵液：アミラーゼ（デンプンを分解してマルトースに変える）
> 腸液：マルターゼ（マルトースをブドウ糖に変える）、ラクターゼ

## 胃への攻撃を弱める薬

　消化性潰瘍は、胃の粘膜に対する攻撃と防御のバランスが崩れ、攻撃が優勢になることで起こります。従って、その治療法もまた、攻撃を抑えて防御を助けるか、防御力を強化して攻撃を抑えるか、の2つになります。

　ここではまず、胃への攻撃を弱める薬について説明します。

### ❶ 胃酸（塩酸）の分泌を抑える：プロトンポンプ阻害薬、H₂ブロッカー、ムスカリン受容体拮抗薬（抗コリン作用薬）

　胃酸は胃の粘膜にある壁細胞から分泌されます。壁細胞にはプロトンポンプと呼ばれるポンプがあり、細胞の中にある水素イオンを出し、細胞の外からカリウムイオンを取り入れています。この時に出される水素イオンが、胃酸になります。

　ですから、胃酸の分泌を抑えるには、プロトンポンプに働きかけて水素イオンを出さないようにすればよい、ということになります。このような考え方に基づいた薬が、プロトンポンプ阻害薬です。

　しかし、プロトンポンプ阻害薬は、勢いよく流れ出る蛇口をいきなり締めるようなものなので、そう長くは使えません。従って、蛇口ではなくその元栓を締めるにはどうすればいいか、ということに

> **Note**
> **胃潰瘍**
> 胃潰瘍とは、胃酸が粘膜を覆っている粘液に勝った時に生じる症状。胃潰瘍を治す薬は、胃を攻撃する因子を弱めるか、胃を防御する因子を強める働きを持つ

> **Note**
> **プロトンポンプ**
> 酸を分泌している細胞の「蛇口」のようなものを、プロトンポンプという。胃酸を分泌する

なります。

プロトンポンプは、壁細胞にあるアセチルコリン受容体に、副交感神経の終末から出たアセチルコリンが結合することによって働きます。また、壁細胞には、ヒスタミンやガストリンの受容体も存在し、そこにヒスタミンやガストリンが結合しても、プロトンポンプが働きます。

つまり、プロトンポンプという蛇口の元栓にあたるのが、アセチルコリン、ヒスタミン、ガストリンが結合する3つの受容体です。よって、これを締めることでも、胃酸の分泌は抑えられるということになります。

薬局でも市販されるようになった$H_2$ブロッカーは、ヒスタミン受容体を遮断することで胃酸の分泌を抑える薬です。また、ピレンゼピン（ガストロゼピン）など抗コリン作用がある薬は、アセチルコリン受容体（ムスカリン型）を遮断して胃酸の分泌を抑えます。

ガストリン受容体を遮断する抗ガストリン薬もありますが、作用が弱いのであまり使用されていません。

### ❷ すでに分泌された胃酸を中和する：制酸薬

炭酸水素ナトリウム（重曹）や酸化マグネシウム、水酸化アルミニウム、水酸化マグネシウムなどの制酸薬は、分泌された胃酸を中和する目的で使用されることがあります。重曹は昔から民間でよく使用されましたが、作用時間が短く、炭酸ガスを発生するので、リバウンドがあります。酸化マグネシウムは、制酸薬としてだけではなく、下剤として使用されることもあります。

> **Note**
> **消化管ホルモン**
> 消化管粘膜内に散在する特定の内分泌細胞から産生されるホルモン。消化管、肝、胆、膵の外分泌ならびに運動機能、腹部内臓の血液循環の調整に関連している。ガストリン、セクレチン、ソマトスタチンなどがある

**ポイント**

- 胃酸の分泌を抑える薬の作用点

■ 図-34

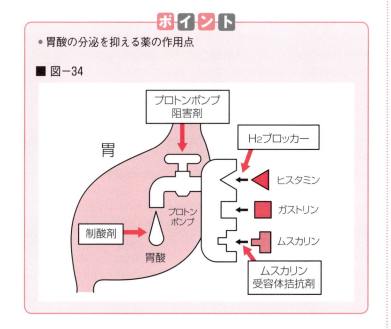

# 胃の防御を強くする薬

潰瘍を防止するには、もう1つ、胃を守る力を強くする方法があります。以下に示したのは、そうした防御を増強する薬です。

## ❶ 胃の粘膜を保護する：スクラルファート（アルサルミン）

胃酸などの攻撃によって壊れてしまった胃粘膜を保護する薬です。潰瘍の底にある蛋白質と結合します。

## ❷ 粘液産生・分泌を促進する：テプレノン（セルベックス）

胃粘膜におけるプロスタグランジンの産生増加、胃粘液分泌促進により胃粘膜を保護します。

## ❸ プロスタグランジン（PG）製剤：ミソプロストール（サイトテック）

胃粘膜から分泌されるプロスタグランジンには、粘膜の血流を増やすなどの炎症作用があるほか、胃酸の分泌を抑制して胃の細胞を守る働きがあります。従って、プロスタグランジンを投与すれば、防御は増強されます。

**Note**

### スクラルファート

スクラルファートは、胃酸を中和させる水酸化アルミニウムを含む。空腹時に服用しなければならない

---

**Column**

## ヘリコバクター・ピロリとは？

ヘリコバクター・ピロリは、ヒトなどの胃に生息するらせん型の細菌です。1983年、オーストラリアのロビン・ウォレンとバリー・マーシャルによって発見され、粘膜障害をひき起こすことが知られるようになりました。

ピロリ菌が発見されるまで、塩酸によって強酸性に保たれた胃の中は、細菌が生息できない環境だと考えられていました。しかし、このヘリコバクター・ピロリはウレアーゼと呼ばれる酵素を産生しており、この酵素で胃粘液中の尿素をアンモニアと二酸化炭素に分解します。そして、この時に生じたアンモニアで胃酸を中和し、胃への定着および感染を可能にしていることが分かりました。

ヘリコバクター・ピロリの感染は、慢性胃炎や胃潰瘍、十二指腸潰瘍、さらには胃癌やMALTリンパ腫などの悪性腫瘍の発生につながることが報告されています。小児よりも中・高年者に保菌者が多く、

十二指腸潰瘍の再発において特に重視されています。

発見された当時、慢性胃炎や胃潰瘍はもっぱらストレスが原因だとされていました。ですから、ピロリ菌が消化性潰瘍の病原体であるとするマーシャルらの説は、当初疑いの目を持って迎えられました。

その疑いを晴らすため、マーシャルは培養したヘリコバクター・ピロリを自ら飲むという、自飲実験を行いました。その結果、マーシャルは急性胃炎を発症し、仮説が正しいことが証明されたのです。

マーシャルの胃炎はこの後、治療を行うことなく自然に治癒しました。その後、ニュージーランドの医学研究者が同様の自飲実験を行い、ピロリ菌は急性胃炎だけでなく、慢性胃炎もひき起こすことが証明されました。

ヘリコバクター・ピロリを発見した功績により、ロビン・ウォレンとバリー・マーシャルは2005年、ノーベル生理学・医学賞を受賞しています。

# 腸の運動と排便の仕組み

　胃で部分的に消化された食べ物は、消化管の蠕動運動によって小腸から大腸、そして肛門へと送られ、最終的には便となって体外に排出されます。

　小腸には膵臓から膵液が分泌され、その膵液に含まれる様々な酵素が栄養素を分解します。胆管を通って分泌される胆汁は、それ自体、酵素を含みませんが、脂肪を乳化することで酵素の働きを助けます。

　小腸で栄養素を吸収した後の残りカスは、大腸へと運ばれ、残った水分などを吸収された後に便となります。大腸では12時間〜24時間、食べ物のカスが留まっています。従って、そこにはたくさんの細菌が住みついていて、残った栄養素のあるものを食べています。その結果発生するのが、メタンや硫化水素などのガスです。

　便となった食べ物のカスが、蠕動運動によって直腸内に押し込まれ直腸の壁を刺激すると、排便反射が起こります。しかし、排便が肛門管を通過しようとする時、その情報はいったん大脳へと送られるため、実際に排便するタイミングをある程度はコントロールすることができます。

**ポイント**

- 排便が起こる仕組みに関与する要素
  - 腸の蠕動運動
  - 排便反射などの神経

# 便秘が起こるメカニズム

　一般に便秘という場合、3日以上排便がない状態を指します。ただし、それ以上間隔が空いていても、排便が規則的で残便感や不快感がなければ大きな問題はありません。反対に、2日に1度の割合で排便があっても、残便感や不快感があれば、便秘を疑う必要があります。

　便秘は基本的に、大腸の通過が遅れたことによります。大腸では蠕動運動によって便を直腸へと押し出しますが、その際に残った水分を吸収するため、大腸での停留時間が長くなると水分が余計に吸収され、便が硬くなってしまいます。

　ではなぜ、大腸での通過が遅れてしまうのでしょう。1つには、加齢などの影響で大腸の働きが低下していることが考えられます。もう1つは、ストレスなどによって大腸が過剰に働きすぎて痙攣をひき起こしている場合にも、大腸の通過が遅れます。便意があってもなかなか排便できず、コロコロしたウサギの糞のような便が出た

## Note
### 便秘

一般的には、3日以上排便がない状態を指す。ただし、それ以上間隔が開いても、規則的で残便感や不快感がなければ便秘状態ではない。逆に2日に1回でも残便感や排便困難感、不快感があれば便秘と定義される

ら、後者を疑うべきです。

　また、便意を催しているのになかなかトイレに立つことができず、我慢することが習慣になっていると、直腸付近まで便が到達しているのになかなか排便反射が起こらなくなることがあります。これを、習慣性便秘といいます。

### ポイント

- 便秘：大腸での内容物の通過が遅れ、水分が過剰に吸収され、便が硬くなってしまう
- 便秘に関係する要素：腸の働きの低下、加齢、ストレス

## 便秘を止める薬の種類

　便秘の薬には、作用が強く速やかに効く峻下剤と、緩やかで穏やかに効く緩下剤があります。

### ❶ 塩類下剤：大量の場合1〜3時間、少量だと6〜9時間で効果が出る

　このタイプは、腸管内の水分を増やすことによって便を軟らかくし、排便を促します。酸化マグネシウム（カマ）や、クエン酸マグネシウム（マグコロール）などがあります。これらは腸管から吸収されないため、浸透圧によって腸の外から中へと水分を移行させます。多めの水分とともに服用すると、効果が増します。

### ❷ 膨張性下剤：24〜27時間で効果が出る。習慣性はなく、自然の排便に近い

　このタイプは、薬自体が腸管内で水分を吸収して膨脹し、便の容量を増やします。これにより、蠕動運動を促進して排便を促します。繊維が多く含まれている食事をとると排便が促されますが、この薬はまさに、薬理的にそうした効果を生み出します。カルメロース（バルコーゼ）。

### ❸ 浸潤性下剤：便の中に水分を取り込む

　界面活性剤の効果で、硬い便の中に水分を取り込んで便を軟らかくし、排便をしやすくします。また、大腸の運動を促進する効果もあります。たくさんの水と一緒に飲むと、効果が高くなります。ジオクチル製剤。

### ❹ 刺激性下剤：6〜12時間で効果が出る。作用が強力で習慣性がある

　大腸を刺激することで運動を促進し、排便を促します。1日1回、

---

**Note**

**機能性便秘**

腸の機能低下によって起こる便秘の総称。また、腸の機能が十分働いているにもかかわらず、便が硬すぎるなどの事情で排便できない場合も、腸の機能が追いついていないという点で、この機能性便秘に含まれる。機能性便秘は、腸がどのような形で弱っているかにより、「弛緩性便秘」「痙攣性便秘」「直腸型便秘」の3つに分けられる

**Note**

**便秘薬を使用する際の注意点**

便秘薬を連用すると腸が刺激に慣れて鈍感になり、量を増やさないと効かなくなることがある。一般に、塩類下剤、膨脹性下剤は効果低下が起こりにくく、逆に、強力な刺激性下剤に効果低下が起こりやすい

夜寝る前に、多めの水と一緒に服用します。センナ（アローゼン）やセンノシド（プルゼニド）、ダイオウなどアントラキノン系と呼ばれるものが、これにあたります。また、ピコスルファートナトリウム（ラキソベロン）は、酵素の働きで加水分解され、腸管の蠕動運動を高めます。ヒマシ油は小腸を刺激して排便を促しますが、連用すると栄養素の吸収が悪くなります。

### ❺ 直腸刺激剤：最後の手段

どんな下剤を使っても便が出ない場合、浣腸剤を使います。浣腸は、直腸の粘膜を直接刺激することで排便を促します。成分はグリセリンです。

**ポイント**

- 下剤の種類
  塩類下剤：腸管内の水分を増やすことによって便を軟らかくする
  膨張性下剤：薬自体が腸管内で水分を吸収して膨脹し、便の容量を増やす
  浸潤性下剤：便の中に水分を取り込む
  刺激性下剤：大腸を刺激することで蠕動運動を促進する
  直腸刺激剤：浣腸

# 下痢が起こるメカニズム

下痢は、便秘とは反対に、腸の蠕動運動が活発になりすぎて水分の吸収が間に合わず、便がほどよく固まらないまま排泄されることによって起こります。

その原因は様々ですが、1つには、腸内で発酵した食べ物が腸管を刺激し、蠕動運動や腸液の分泌が異常に高まって起こるパターンがあります。また、過度のストレスがかかると、腸の働きをコントロールしている自律神経のバランスが崩れ、下痢を起こすことがあります。さらに、腸の炎症や腫瘍、食中毒や風邪など、多くの病気の一症状として現れることもあります。

このように考えると、下痢は一種の生体防御反応であることが分かります。細菌や毒物、刺激物などの有害物質が体の中にあると、それを早く排出しようとして蠕動運動が活発になり、下痢が起こります。従って、下痢はただ単にそれを止めればいいというのではなく、下痢が起こる根本的な問題に対処する必要があります。

また下痢をすると、水分だけでなく生体に必要な電解質も失われ、いわゆる脱水症状を起こしやすくなります。水分や電解質の補給も、大切な治療の1つです。

**Note**

**下痢**

下痢は、軟らかいあるいは水のような便が繰り返し出る状態のこと。症状が一過性のものを急性下痢症、3週間以上続く場合を慢性下痢症という

> **ポイント**
> - 下痢が起こる仕組み
>
> ■ 図-34
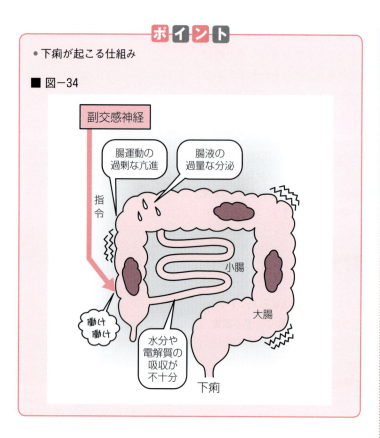

## 下痢を止める薬の種類

下痢を止める薬は、専門用語で止瀉薬と言います。止瀉薬は、その作用の違いによって以下の4つに分類できます。

### ❶ 腸管運動抑制薬

腸の動きを抑える薬には、2種類あります。1つは、腸管に直接働きかけ、蠕動運動を抑えるもの。もう1つは、腸の動きをコントロールしている副交感神経をブロックし、腸の過度なけいれんを抑えるものです。前者の代表が塩酸ロペラミド（ロペミン）、後者の代表がブチルスコポラミン（ブスコパン）やロートエキスなどの抗コリン薬です。

### ❷ 収れん薬

腸の粘膜表面を皮膜で覆って分泌や刺激を抑え、腸の過剰な運動を止める薬です。タンニン酸アルブミン（タンナルビン）や次硝酸ビスマスがあります。タンニン酸アルブミンは、牛乳アレルギーのある人に投与するとアレルギーを起こすことがあります。

### ❸ 吸着薬

腸内にある細菌や、ガス、毒素など有害物質を吸着し、腸の粘膜を守ります。栄養分も吸着してしまうため、食前か食間に投与します。

### ❹ 殺菌薬

塩化ベルベリン（フェロベリンA）などの殺菌薬は、腸内の細菌を殺菌して内容物の腐敗や発酵を止め、腸の過剰な運動を鎮めます。

### ❺ 乳酸菌製剤

ラクトミン製剤（ビオフェルミン）などの乳酸菌は、腸内を酸性にして悪玉菌の繁殖を妨げます。ただし、牛乳アレルギーの人に乳酸菌を投与すると、アレルギーを起こす危険があります。

**ポイント**

- 止瀉薬の種類

■ 図-36

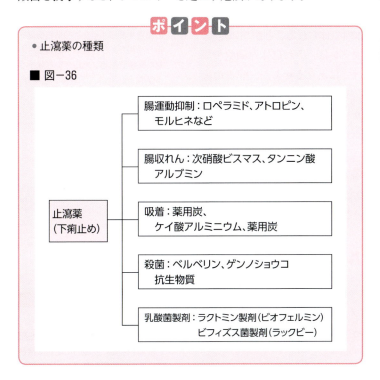

# 物質代謝に作用する薬

## 生体に必要な栄養素

　私達の体が正常に機能するためには、酸素や水分に加え、十分な栄養素を摂取することが必要です。栄養学的に三大栄養素と呼ばれるのは、炭水化物（糖質）、脂質、蛋白質です。これらは生体内に入ると、代謝によって化学的に変化し、生体を形作る材料やエネルギー源になります。

　また、ビタミンは、原則として生体内で作られることがないため、とても重要な栄養素の1つです。ビタミンは、それ自体が細胞の原料になったりエネルギー源となるわけではありませんが、酵素の働きを促進したり、酵素に結合してある種の触媒として働きます。

　従って、これらの物質代謝が何らかの理由で機能しないと、細胞を維持したり作り替えたりするのに十分な栄養素が確保できず、様々な機能障害をひき起こします。

　これら栄養素の代謝には、様々な器官から分泌されるホルモンが深く関与しています。この章では、そうした物質代謝に係わる異常と、それを治療する薬について説明していきます。

## 糖質代謝のコントロールが効かない ～糖尿病～

　私達の体内は、生体に備わったホメオスタシスにより、常に一定の環境に保たれています。生体にとって最も大事な環境要素の1つが、血糖値です。

　食事をすると、その直後に血糖値は上がります。しかし、ホメオスタシスが正常に機能していれば、食事によって急激に上昇した血糖値は、しばらくすると元に戻ります。この急激に上がった血糖値を元に戻す働きをするのが、インスリンと呼ばれるホルモンです。

　おそらく、飽食の心配などする必要もなかった野生時代の名残でしょう。人体のなかで、血糖値を上げる仕組みは複数ありますが、血糖値を下げる作用を持つのは、このインスリンだけです。

　インスリンは、膵臓のランゲルハンス島にあるB細胞から分泌されます。分泌されたインスリンは、細胞膜にある受容体と結合することによってブドウ糖の消費を促し、血糖値を低下させます。

　しかし、何らかの原因でインスリンが分泌されなかったり、分泌

### Note
**ホルモン**

動物の体内において、ある決まった器官で合成・分泌され、体液（血液）を通して体内を循環し、別の決まった器官でその効果を発揮する生理活性物質のこと。生体内の特定の器官の働きを調節するための情報伝達を担う物質であり、体液中の濃度は非常に微量である。ホルモンを産出する器官としては、下垂体、松果体、甲状腺、副甲状腺、膵島、副腎、生殖腺がある

### Note
**ランゲルハンス島**

膵島ともいい、単に「ラ島」とも略記する。膵臓の組織内に島状に散在する内分泌性細胞群で、ドイツの病理学者ランゲルハンスが発見し、命名した。ランゲルハンス島の細胞群は、血糖を高める作用のあるグルカゴンというホルモンを分泌するA細胞、インスリンを分泌するB細胞、そしてインスリンやグルカゴンの分泌を抑制するソマトスタチンというホルモンを分泌するD細胞の3種類に分類される

されても作用しなかったりすると、高血糖の状態が続き、糖尿病になります。

# 2つある糖尿病のタイプと治療薬

　糖尿病に共通する症状は、高血糖であることです。しかし、高血糖をひき起こしている原因は大きく、2つに分けられます。1つは、インスリンの量が絶対的に不足しているケース。もう1つは、インスリンの分泌が不十分か、あるいは組織でのインスリンの反応性が悪いケースです。前者を1型糖尿病、後者を2型糖尿病と呼んでいます。

　従って治療薬も、そうした原因の違いを理解したうえで選択しなければなりません。それぞれのタイプと選択される治療薬については、以下に簡単にまとめました。

**ポイント**

- 1型糖尿病：インスリンの量が絶対的に不足している→インスリン投与
- 2型糖尿病：インスリン分泌が不十分か感受性が悪い→インスリン分泌促進薬、インスリン抵抗性改善薬

## ❶ 1型糖尿病

　インスリンを分泌している膵臓のB細胞が破壊され、体内のインスリン量が絶対的に不足することによって生じます。子どものうちに発症することが多く、以前は小児糖尿病やインスリン依存性糖尿病とも呼ばれていました。糖の代わりに脂肪がエネルギー源として消費されるため、酸性のケトン体を生じ、ケトアシドーシスを起こしやすくなります。

**＜治療法と薬の選択＞**

　不足しているインスリンを、注射によって補充します。治療に用いられるのは、遺伝子操作によって作ったヒトインスリン製剤です。インスリンは、内服すると胃酸で分解されてその活性を失ってしまうため、必ず注射します。

## ❷ 2型糖尿病

　糖尿病の95％以上は、このタイプです。B細胞からのインスリン分泌が不十分か、あるいはインスリンの標的細胞がインスリンの作用を感じなくなることにより、ブドウ糖が細胞内に取り入れられず、血糖値が上がったままの状態になります。インスリンの量そのものが減少する1型に対し、2型糖尿病はインスリンの作用が相対的に低下します。標的細胞の細胞膜にあるインスリン受容体が減少した

---

**Note**

**糖尿病**

発症には、ウイルス感染や肥満、運動不足などの環境因子が関与する。多飲、多尿、体重減少が特徴。40歳以上成人の10％程度にみられる

**Note**

**1型糖尿病**

膵臓のB細胞が破壊されたために、インスリンの合成が極端に低下して高血糖になってしまうタイプ。発症は25歳以下の若年層に多く、自己免疫疾患と考えられている

**Note**

**2型糖尿病**

インスリンの分泌の低下と効き目や働きの低下の両方が発病に係わっており、遺伝的要素に加齢・生活習慣などが加わって発症する

**Note**

**ケトン体**

アセトン、アセト酢酸、ヒドロキシ酪酸のことをまとめてケトン体という。ケトン体は脂肪の分解によって肝臓で作られ、血液中に放出される。心筋、骨格筋、腎臓などの様々な臓器で、エネルギー源や脂肪の合成に再利用される

り、受容体以後の機能障害が起こったりすることが原因です。肥満に伴う脂質代謝障害も重要な因子になるため、中年期以降に多く発生します。

## ＜治療法と薬の選択＞

　２型糖尿病の患者には食事療法や運動療法が行われますが、それでも効果が現れない場合、経口薬を使用します。経口薬の作用は大きく２つあり、１つには膵臓からのインスリン分泌を高めることで相対的に低下したインスリンの作用を補うものがあります。もう１つは、標的細胞に働いてインスリン受容体の感受性を高めます。前者はスルホニル尿素系薬物、後者はビグアナイド系薬物と呼ばれます。また、インスリン抵抗性のある患者の場合、血中のインスリン濃度が健常人よりも高くないと同じ効果が現れないことがあります。ピオグリタゾン（アクトス）などのインスリン抵抗性改善薬は、末梢組織のインスリン受容体を改善して糖の取り込みを促進し、血糖値を下げる効果があります。

　食事をして血糖値が上昇したときに小腸から血液中に分泌され、膵臓のランゲルハンス島Ｂ細胞に作用してインスリン分泌を促すホルモンをインクレチンといいます。その代表的ホルモンがGLP-1で、血糖値に合わせてＢ細胞からインスリン分泌を促します。このGLP-1はDPP-4という酵素でよってすみやかに分解されます。最近、DPP-4阻害薬のシタグリプチン（ジャヌビア；内服）、DPP-4で分解されないGLP-1作用薬のリラグルチド（ビクトーザ；注射）などが糖尿病治療に応用されています。これらの薬物をインクレチン関連薬といい、血糖値が下がり過ぎないという特徴があります。

### ポイント

- 経口糖尿病薬の種類
  スルホニル尿素系薬剤：膵臓からのインスリン分泌を高める
  ビグアナイド系薬剤：標的細胞に働き、インスリン受容体の感受性を高める
  インスリン抵抗性改善薬：標的臓器のインスリン感受性を高める
  αグルコシダーゼ阻害薬：腸管からの糖の吸収を抑制する
  インクレチン関連薬：血糖値の上昇に合わせてインスリン分泌を促す

---

**Note**

### アシドーシスとケトアシドーシス

アシドーシスは、血液の酸性度が高くなりすぎた状態。血液中に酸が過剰になったり重炭酸塩が失われることによる代謝性アシドーシスと、肺機能の低下や呼吸が遅いために血液中に二酸化炭素が蓄積する呼吸性アシドーシスがある。体内にケトン体が増加すると、体液のpHが酸性に傾くため、代謝性アシドーシス（ケトアシドーシス）を起こす。ケトアシドーシスは、インスリンの欠乏やストレスによって脂肪組織から脂肪酸が作られ、その約半分が肝臓でケトン体になることが原因で起こる

### Column

## 食事の前に飲む糖尿病の薬：α-グルコシダーゼ阻害薬とは？

　腸管から吸収される糖分は、グルコースやフルクトースなどの単糖類だけです。オリゴ糖や二糖類などは、小腸にあるα-グルコシダーゼと呼ばれる酵素によって分解されないと、吸収されません。従って、この酵素の働きを抑えれば消化管からの糖の吸収を抑えることができ、急激な血糖値の上昇を防ぐことができます。

　この仕組みを利用したのが、アカルボース（グルコバイ）やボグリボース（ベイスン）などのα-グルコシダーゼ阻害薬です。これらの薬は、食後の急激な血糖値上昇を抑える目的で、食前に服用します。
　副作用としては、おなかが張って苦しくなったり、重篤な肝機能障害をひき起こしたりすることがあります。

■ 図−37　全身のホルモン

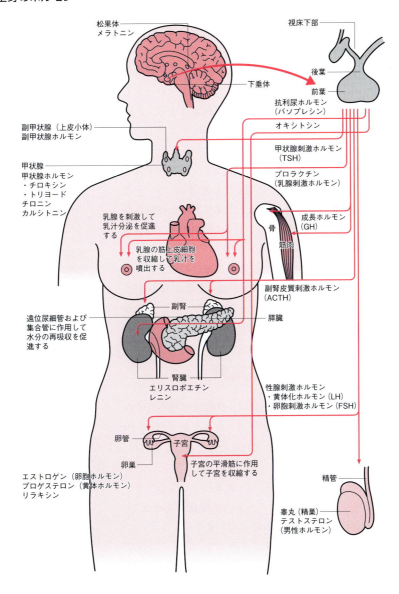

121

# 生体の基礎代謝を調節する甲状腺ホルモン

　甲状腺ホルモンは、食物から摂取されたヨードを材料にし、甲状腺内で合成されるホルモンです。このホルモンは、正常な代謝を維持するためには欠かせない物質で、次のような作用を持っています。

① 生体のエネルギー産生や体温の上昇
② 心拍数や血管の収縮力を増し、カテコールアミン（アドレナリンやノルアドレナリン）に対する血管の感受性を高める
③ 成長・発育を促進する

　一般に、代謝の速度は、体温が上がれば上がるほど速まります。また、交感神経を興奮させることは、心拍数が増すなど、多くのエネルギーを必要とします。甲状腺ホルモンと基礎代謝の間には、重要な相関関係があるのです。

　甲状腺ホルモンの分泌量は、下垂体前葉から分泌される甲状腺刺激ホルモン（TSH）により、常に一定になるようにコントロールされています。また、TSH の分泌は、さらにその上位ホルモンで、視床下部から分泌される甲状腺刺激ホルモン放出ホルモン（TRH）によって支配されています。

　つまり、甲状腺のホルモンが不足と判断されれば、TSH がたくさん分泌されて、「甲状腺ホルモンをもっとたくさん製造しなさい」と甲状腺に命令します。逆に、甲状腺ホルモンが多すぎると判断されれば、血液中に放出される TSH が減少し、「甲状腺ホルモンの製造をゆっくりしなさい」と甲状腺に命令します。

　このように、すべてのホルモンは、上位のホルモンの刺激によって分泌が促されます。また、下位のホルモンの血中濃度が高まると、その情報が上位ホルモンの分泌器官にフィードバックされ、上位ホルモンの分泌が抑制されます。

# ２つある甲状腺ホルモンの異常

　では、何らかの異常でこうしたフィードバック機構が働かなくなり、ホルモンが不足しているのに製造も分泌もされなかったり、ホルモンが過剰なのにその製造・分泌が止まらなかったりした場合は、どうなるのでしょう。

　ホルモンの異常には、この機能が亢進して止まらなくなるパターンと、機能が異常に低下してしまうパターンの２種類があります。前者を機能亢進症、後者を機能低下症と呼んでいます。

　甲状腺機能亢進症の代表疾患は、バセドウ病です。自己免疫性疾患の一種ですが、まず甲状腺刺激ホルモン（TSH）受容体に結合す

---

**Note**

## 基礎代謝

人間は、体を動かしていなくても、呼吸をする、心臓を動かす、体温を保つ、など様々な生命維持活動を行っている。そのために消費されるエネルギーを、基礎代謝という

---

**Note**

## バセドウ病

バセドウ病では、血液のなかに自分の甲状腺を攻撃する物質（自己抗体）ができる。そのために甲状腺が肥大し、ホルモンが過剰に分泌され、甲状腺機能亢進症になる。甲状腺機能亢進症は、バセドウ病によるものが70〜80％と最多である。発症には遺伝的素因と環境因子の両方が関係し、ストレスやアレルギーなどがきっかけで発症することがある。若年の女性に多く、男性の4〜5倍の頻度で発症する。症状は、「神経質になる」「疲れやすい」「落ち着きがない」「息切れ」「いらいらする」「感情的になる」「集中力低下」など様々で、手が震えたり汗を異常にかいたりする。食欲は異常にあるが、食べても太らない

る自己抗体が作られます。これにより、甲状腺細胞が常に刺激された状態になり、機能亢進が起こります。バセドウ病は女性に多く、20〜30歳代で発症しやすい病気です。

　反対に、ホルモンが不足しているのに甲状腺に対して「もっと甲状腺ホルモンを作れ・分泌しろ」という命令が出ないと、甲状腺機能低下症をひき起こします。甲状腺機能低下症もやはり、自己免疫性疾患の一種です。自己の甲状腺を攻撃する抗体が作られることにより、しばしば慢性の甲状腺炎をひき起こします。これが橋本病です。

　甲状腺機能低下症は内分泌疾患のなかで最も頻度が高く、100〜200人に1人の割合でみられます。このホルモンが低下すると元気がなくなり、むくみなどの症状が出ます。しかし、軽症ではなかなか気づかれにくく、別の病気と診断されることも多い疾患です。

## ポイント

● ホルモンの欠乏症と過剰症

■ 表-7

| 名　　称 | 欠乏症 | 過剰症 |
|---|---|---|
| 下垂体前葉ホルモン<br>　成長ホルモン（GH） | 小人症 | 巨人症、<br>末端肥大症 |
| 　甲状腺刺激ホルモン（TSH）<br>　副腎皮質刺激ホルモン（ACTH） | 基礎代謝低下 | クッシング病 |
| 下垂体後葉ホルモン<br>　抗利尿ホルモン（ADH）<br>　オキシトシン | 尿崩症<br>陣痛微弱 | |
| 甲状腺ホルモン　L-チロキシン<br><br>上皮小体ホルモン　パラソルモン<br>膵臓ホルモン　インスリン<br>副腎皮質ホルモン　糖質コルチコイド<br>　　　　　　　　　鉱質コルチコイド<br>精巣ホルモン　テストステロン<br>卵巣ホルモン　エストラジオール<br>黄体ホルモン　プロゲステロン | クレチン病<br>粘液水腫<br>テタニー<br>糖尿病<br>アジソン病<br>類宦官症<br>性器発育不全<br>不妊症 | バセドウ病<br><br>線維性骨炎<br><br>クッシング病<br>アルドステロン症 |

## 甲状腺機能亢進症の薬

　甲状腺機能亢進症の治療は大きく、①薬を使う、②放射性ヨード（アイソトープ）を飲む、③手術をする―の3つがあります。

　③の手術は、大きく腫れた甲状腺を切って小さくします。しかし、手術をする前には、まず飲み薬で甲状腺ホルモンを正常化しておく必要があります。

　②は放射性ヨードをカプセルに入れて飲み、大きくなりすぎた甲状腺を放射線で破壊します。治療中に妊娠する可能性のある女性には使えないことや、放射線科のある大きな施設でしかできないこと

### Note
**クレチン症**
甲状腺機能低下症には、先天性のものと後天性のものがある。先天性が全体の80％を占め、先天性甲状腺機能低下症をクレチン症と呼ぶ

### Note
**チロキシン**
甲状腺ホルモンのひとつ。チロキシンはヨウ素を4つ持つ。T4と呼ばれる

### Note
**トリヨードサイロニン**
甲状腺ホルモンのひとつ。トリヨードサイロニンはヨウ素を3つ持つ。T3と呼ばれる

> **Column**
>
> ## インスリンの自己注射
>
> インスリンの投与を必要とする場合、患者が自ら、もしくは家族がインスリンを打つことも必要になります。その場合、薬の保管や注射方法は患者や家族に委ねられるため、事前指導が大事になってきます。
>
> また、インスリン注射には、超速効型・速効型・混合型・中間型・持効型の5種があります。どの程度まで血糖値を下げればよいかを医師が判断し、患者の状態に適した薬を選ぶことになります。

などから、日本ではあまり用いられていません。

甲状腺機能亢進症で最も多く使用されるのは、チアマゾール（メルカゾール）やプロピルチオウラシル（プロパジール）です。

甲状腺ホルモンは、ヨードを材料にして作られます。血液中から取り込まれたヨードは甲状腺で酸化され、チロシンと結合してモノヨードチロシンとジヨードチロシンになります。このモノヨードチロシンとジヨードチロシンが結合するとトリヨードチロシン（$T_3$）と呼ばれる甲状腺ホルモンに、ジヨードチロシン2個が結合するとチロキシン（$T_4$）と呼ばれる甲状腺ホルモンになります。

上記の薬はともに、この過程で働く甲状腺ペルオキシターゼと呼ばれる酵素の活性を阻害し、甲状腺ホルモンを作らせないようにします。

ホルモンが正常化してもすぐに薬を中止すれば、ほとんどの場合、再発します。従って、2～3年は薬を飲み続けることになります。また、副作用として、白血球の減少には注意しなければなりません。白血球が減ると感染症にかかりやすくなるため、扁桃腺が腫れたり、高熱がでたりします。

> **ポイント**
>
> ● 甲状腺機能亢進症の薬
> 甲状腺ホルモンを作る酵素(甲状腺ペルオキシターゼ)を阻害する。
> チアマゾール（メルカゾール）、プロピルチオウラシル（プロパジール）

# 甲状腺機能低下症の薬

甲状腺機能低下症では、不足しているホルモンを補充します。先に説明したように、甲状腺ホルモンには$T_3$と$T_4$という2種類のホルモンがあります。従って、薬剤としても、それらホルモンを化学的に合成したホルモン製剤が使用されます。

$T_3$製剤は活性が高く、効果が出るのも速いのですが、半減期が短く、効き目が長く続かないのが欠点です。一方、$T_4$製剤は半減

期が長いため、1日1回の投与で済みます。ですから一般には、T4製剤によってホルモンを補充し、必要に応じて体内でT3を生成させるという方法がとられます。

> **ポイント**
> - 甲状腺機能低下症の薬
>   T3製剤：速効性がある。リオチロニンナトリウム（チロナミン）
>   T4製剤：半減期が長く1日1回の投与でよい。レボチロキシンナトリウム（チラーヂンS）

## 骨を作るメカニズム

私達の体内では、皮膚と同じように、骨も日々、新しく作り替えられています。1つの骨はだいたい数カ月ごとに作り替えられ、1年間で全体のおよそ30％が新しくなります。

新しい骨を作るには、古くなった骨の細胞を壊す作業（骨吸収）と、その部分に新しい骨を作る作業（骨形成）が必要になります。前者を担当するのが破骨細胞、後者を担当するのが骨芽細胞です。骨がもろく少なくなっていくか、どんどん新しく作り直されていくかは、この破壊と再生のバランスによって決まります。

骨を作るには、主な材料であるカルシウムが必要です。食物から摂取されたカルシウムは、まず小腸で血液中に取り込まれます。血中のカルシウム濃度が高まると、調整のためにカルシウムは骨に貯蔵されます。反対に、血中カルシウム濃度が下がると、骨に蓄えら

> **ポイント**
> - 骨吸収と骨形成に関与する物質
>
> ■ 図-38
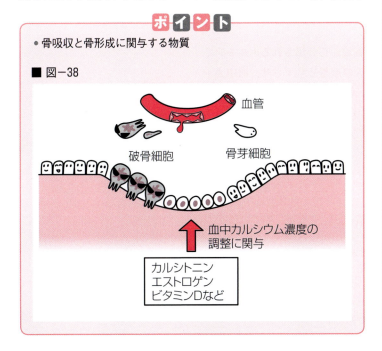

**Note**
**エストロゲン**
女性ホルモンの1つで、「卵胞ホルモン」とも呼ばれるもの。排卵の準備をするホルモンで、生理の終わりごろから排卵前にかけて分泌が高まる。40代半ば頃から分泌が急激に減少しはじめ、うつやイライラ、不眠、倦怠感などの様々な更年期症状の原因となる。

**Note**
**スピノクラクトンの副作用**
抗アルドステロン薬はエストロゲン作用を示すため、副作用として男性に女性化乳房がみられることがある

れているカルシウムは血液中に溶け出します。すなわち、この血中カルシウム濃度をコントロールすることが、骨代謝をコントロールすることにつながるのです。

この調整に関与しているのは、カルシトニンやパラソルモンなどのホルモンと、ビタミンDです。何らかの原因でカルシウムの血中濃度がコントロールできなくなると、骨の生まれ変わりができず、結果として骨がもろくなります。こうした状態を総称して、代謝性骨疾患と呼びます。

## カルシウムの代謝異常 ～骨粗鬆症～

代謝性骨疾患の代表例は、骨粗鬆症です。骨粗鬆症は、骨の組成が正常に保たれたままで、その量が減少した状態です。骨がスカスカでもろくなるため、少しの衝撃でも骨折しやすくなります。

骨を強くするには、骨吸収を抑える方法と、骨形成を促進する方法があります。治療には、それぞれの目的に従い、ホルモン剤やビタミン剤が使用されます。また、食事からのカルシウム摂取が不足している場合は、カルシウム製剤を使用することもあります。

### ❶ スフォスフォネート製剤

ビスフォスフォネートは骨中のヒドロキシアパタイトに吸着して強力な骨吸収抑制作用を示し、骨量減少が抑制されます。現在、骨粗鬆症治療の第一選択薬になっています。製剤としては、エチドロネート、アレンドロネート、リセドロネートなどがあります。

### ❷ カルシトニン

カルシトニンは、甲状腺の傍濾胞細胞から分泌されるホルモンです。骨から血液へのカルシウムイオンの遊離を低下させ、血中カルシウム濃度を低くします。その結果、骨吸収が抑制されて骨の代謝回転も抑えられるので、骨量が増えます。製剤にはエルカトニン（エルシトニン）があり、筋注によって投与します。

**Note**
### カルシトニン
甲状腺から分泌されるホルモンで、破骨細胞の働きを抑え、骨密度の減少を防ぐ。女性ホルモンにより、分泌が促進される

---

Column

## ホルモンの治療への応用

糖尿病の治療でインスリン製剤を注射するように、生体の器官から分泌されるホルモンと同じ成分を補充したり、薬剤によってホルモンの分泌を促したりすることがあります。

また反対に、あるホルモンの分泌が過剰になって

いる場合、そのホルモンの合成や分泌を抑える薬や、ホルモンに拮抗して働く薬が使用されます。

このように、生体内にもともと存在するホルモンを治療に応用する方法を、ホルモン療法と呼んでいます。

### ❸ エストロゲン

女性ホルモンの1つで、「卵胞ホルモン」とも呼ばれます。排卵の準備をするホルモンであり、生理の終わりごろから排卵前にかけて分泌が高まります。エストロゲンは通常、破骨細胞の受容体に結合して骨吸収を抑制しています。従って、閉経などでエストロゲンが不足すると骨吸収が促進され、血中のカルシウム濃度が高くなって骨粗鬆症になります。治療では、エチニルエストラジオール（プロセキソール）や、妊馬の尿から抽出された結合型エストロゲン（プレマリン）を内服します。

### ❹ 活性型ビタミンD₃

ビタミンDは、太陽光線を浴びることにより、コレステロールを材料にして体内で合成されます。ビタミンDのほとんどは、皮膚で合成されるビタミンD₃です。血中の蛋白質と結合して肝臓や腎臓を通過するうち、活性型ビタミンD₃（カルシトリオール）に変わります。活性型ビタミンD₃は、標的細胞の受容体に結合し、小腸でのカルシウム吸収や腎臓尿細管でのカルシウムの再吸収を増加させます。その結果、血中のカルシウム濃度を上げ、骨形成を促進します。治療には、アルファカルシドール（アルファロール）が使用されます。

### ❺ ビタミンK

ビタミンKは、カルシウムを骨組織に沈着させる物質オステオカルシンの合成に必要な物質です。治療では、ビタミンD₃と併用してメナテトレノン（グラケー）を使用することがあります。

## ビタミンの働き

ビタミンは、生体の物質代謝に欠かすことのできない物質です。体内では合成できないため、食事として摂取しなければなりません。
ビタミンは大きく、水溶性ビタミンと脂溶性ビタミンに分けられます。それぞれの働きを以下に示しました。

### ❶ 水溶性ビタミン：ビタミンB、C、ニコチン酸、葉酸

水溶性ビタミンは、体内でリン酸と結合して補酵素として働きます。補酵素とは文字通り、酵素の働きを助ける物質です。
酵素が働く際に、Aという物質から水素を取り除かなければならないとします。この時に、取り除いた水素を引き取る相手がいなければ、酵素がたくさんあっても働くことはできません。つまり、この水素の引き取り手となるのが、補酵素です。
水溶性ビタミンが不足すると、補酵素が産生されず、酵素が働くことができなくなります。その結果、物質代謝が進まず、エネルギー

---

**Note**

#### 補酵素として働くビタミン

ビタミンのなかでも、特にB群のビタミンは、体内で代謝に関与する補酵素の構成材料として重要な生理機能を持っている。ビタミンB₁は糖質代謝の補酵素、ビタミンB₆はアミノ酸や蛋白質代謝の補酵素、ナイアシンは酸化や還元などの脱水素酵素として働いている。これらのビタミンがなくては反応がストップしてしまう、いずれも重要な補酵素である

も生産されなくなってしまいます。

## ❷脂溶性ビタミン：ビタミンA、D、E、K

　脂溶性ビタミンは、腸管からのカルシウム吸収やホルモンの合成など、代謝を円滑に進めるために働く物質です。ビタミンは基本的に食事から摂取されなければなりませんが、脂溶性ビタミンのうちビタミンDは、太陽光線を浴びると体内でコレステロールから合成されます。またビタミンKも、腸内細菌によって合成されます。

　脂溶性ビタミンは、水に溶けないため尿として排出されず、体内に貯留する傾向があります。従って、大量に投与すると、過剰症をひき起こします。

ポイント
- 水溶性ビタミン：補酵素の材料になる
- 脂溶性ビタミン：カルシウムの吸収やホルモンの合成に関与する

# 薬としてのビタミン

　ビタミンはそれぞれ、不足していたり過剰だったりすると、様々な症状をひき起こします。不足している場合、治療としてビタミン剤が投与されます。

　以下に、水溶性ビタミン、脂溶性ビタミンそれぞれの欠乏症と、投与される薬について表にしました。

■ 表−8　水溶性ビタミンの欠乏症と薬

| ビタミン | 薬品名（商品名） | 欠乏症および特徴 |
|---|---|---|
| ビタミンB$_1$ | フルスルチアミン<br>（アリナミンF）<br>オクトチアミン<br>（ノイビタ） | 脚気（末梢神経障害）症状、ウェルニッケ脳症 |
| ビタミンB$_2$ | リボフラビン<br>（ハイボン）<br>リン酸リボフラビンNa<br>（ビスラーゼ） | 口唇炎、口内炎、角膜炎 |
| ビタミンB$_6$ | ピリドキサール塩酸<br>（アデロキシン） | 口内炎、ペラグラ、貧血など |
| ビタミンB$_{12}$ | 酢酸ヒドロキソコバラミン<br>（フレスミンS） | 悪性貧血。B$_{12}$は胃底部から分泌される内因子と結合し、小腸から吸収される。 |
| ナイアシン | ニコチン酸（ナイクリン） | 皮膚炎、下痢、精神神経障害の3症状を示すペラグラ |
| ビタミンC | アスコルビン酸<br>（ハイシー） | 壊血病 |

■ 表－9　脂溶性ビタミンの欠乏症と薬

| ビタミン | 薬品名（商品名） | 欠乏症および特徴 |
|---|---|---|
| ビタミンA<br>（レチノール） | パルチミン酸レチノール<br>（チョコラA） | 視力障害（夜盲症）や皮膚の乾燥 |
| ビタミンD | アルファカルシドール<br>（アルファロール）<br>カルシトリオール<br>（ロカルトロール） | くる病、骨軟化症 |
| ビタミンE | 酢酸トコフェロール<br>（ユベラ） | 習慣性流産、生殖機能低下（男性） |
| ビタミンK<br>メナテトレノン（K₂） | フィトナジオン（K₁）<br>（カチーフN）<br>メナテトレノン（K₂）<br>（ケイツー） | 低プロトロンビン血症<br>（出血傾向） |

## Column

# ビタミンを発見したのは日本人だった？

　健康な体を維持するために、糖や蛋白質以外の栄養素、つまりビタミンが必要であると分かってきたのは、19世紀後半です。それ以前、ビタミンの存在は、人々の間で全く知られていませんでした。

　ビタミン発見のきっかけは、18世紀あちこちの軍隊や船員達が集団で壊血病や脚気を患ったことでした。当時の軍医たちが調べると、どうやら原因は食べ物にあるらしいということまでは分かりました。柑橘系の果物を取ることや白米食を止めることが推奨されましたが、そこに含まれるどのような物質が不足すると病気をひき起こすのかまでは、突き止めることができませんでした。

　実は、世界で最初にビタミンを発見したのは、日本人です。1910年、農学者の鈴木梅太郎は、欠乏すると脚気をひき起こす成分を米ヌカから抽出することに成功しました。現在、ビタミンB1と呼ばれているこの成分を、鈴木博士は「オリザニン」と名付けました。

　しかし、日本語で書かれた鈴木博士の論文は、世界からは全く注目されませんでした。また、鈴木博士が医者ではなく農学者であったために、医学界の反応も冷ややかだったといいます。

　その翌年、今度はポーランドの化学者・フンクが同様の成分を発見します。その成分はアミンの性質を持っていたので、生命維持に必要なアミンという意味でビタミン（Vitamine）と名付けられました。フンクの論文は世界中で注目され、以来、本格的な

ビタミンの研究が進められるようになります。

　その後、ビタミンはすべてアミンの性質を持つわけではないこと、そして、水に溶ける脂溶性のものと、脂質に溶ける脂溶性のものがあることなどが解明され、新しいビタミンが次々に発見されていきます。

**ビタミンの歴史**

18世紀　ヨーロッパで柑橘類の壊血病予防効果が知られるようになる

1897年　オランダのエイクマンが脚気を予防する物質存在を証明

1910年　鈴木梅太郎が米ヌカから脚気防止に有効な成分（ビタミンB₁）を抽出、後にオリザニンと名付ける

1911年　ポーランドのフンクが同じく脚気防止に有効な物質を発見し、ビタミン（Vitamine）と命名

1912年　イギリスのホプキンスが成長促進ビタミンを発見

1920年　イギリスのドラモンドがオレンジから抽出した壊血病の予防因子をビタミン（Vitamin）Cと名付け、後にこのような成分をA、B、Cと符号を付けて呼ぶことを提案

1929年　エイクマンとホプキンス、ノーベル医学・生理学賞受賞

# 8 化学療法薬

## 抗生物質の発見と化学療法

　1929年、イギリスの細菌学者、アレクサンダー・フレミングが青カビから抗菌作用のあるペニシリンを発見して以来、世界中で数多くの抗生物質が開発されました。抗生物質とは、「微生物によって作られ、ほかの微生物の発育を阻止する物質」と定義されます。現在では、抗癌作用を持つ抗生物質も登場しています。

　化学療法はもともと、「病原菌に対して特異的に作用する化学物質を利用して治療すること」を指していましたが、最近では抗癌剤による治療も含め、化学療法と呼ぶようになっています。

**ポイント**
- 抗生物質は、微生物によって作られ、ほかの微生物の発育を阻止する

## 抗菌作用の仕組み

　抗菌薬が病原菌に作用する仕組みは大きく、4つのパターンに分けられます。それぞれについて、簡単に説明していきましょう。

### ❶ 細胞壁を作らせない

　細菌は、細胞膜の外側に細胞壁という丈夫な仕切りを持っています。ある種の抗菌薬は、この細胞壁を作る酵素の働きを阻害して細胞壁を作らせないようにし、細菌を殺してしまいます。

　このような抗菌薬には、ペニシリン系抗生物質やセフェム系抗生物質など、その構造に$\beta$-ラクタム環を持つものが挙げられます。これら抗生物質の優れた点は、細胞壁にのみ作用するため、細胞壁のない人体の細胞には影響が少ないことです。

### ❷ 細胞膜の働きを阻害する

　このタイプは、細菌などの細胞膜にくっついて、細胞膜を傷つけたり、膜の構造を変化させたりします。細胞膜が傷つくと、膜の透過性が変化して細胞内外の物質のやりとりがうまくいかず、細菌の活動が抑えられます。ポリエン系抗真菌薬が、このグループに入ります。

**Note**

**感染症**

細菌は生きていくために、ヒトの50倍ものエネルギーを必要とする。細菌が体の中で繁殖すると、普通に食事をしてもその多くを細菌に取られてしまい、衰弱してしまう。このような状態を、感染症という。感染症にかかると、生体は免疫反応によって対抗する。発熱（悪寒）、発疹（紅斑、水疱、紫斑）、リンパ腫脹、下痢などは免疫反応による症状で、最悪の場合、死に至ることもある

### ❸ 核酸の合成を阻害する

蛋白質は、細胞を作る重要な材料の1つです。ある蛋白質を作るには、必ずその設計図が必要です。蛋白質の設計図とはつまり、デオキシリボ核酸（DNA）やリボ核酸（RNA）で、そこには重要な遺伝情報が詰まっています。キノロンやリファンピシン（リファジン）などの核酸合成阻害薬は、この核酸の合成を妨害し、細胞が増殖できないようにします。

### ❹ 蛋白質の合成を阻害する

細胞内における蛋白質の工場は、リボゾームです。抗菌薬のなかには、細菌のリボゾームにくっついて蛋白質の製造を妨害し、細菌をやっつけるものがあります。マクロライド系抗生物質やテトラサイクリン系抗生物質、アミノグリコシド系抗生物質、クロラムフェニコールなどが、これにあたります。細菌のリボゾームだけに作用し、人体の細胞には作用しません。

> **Note**
> **ワクチン**
> ワクチンとは、毒素を抜いた病原菌のこと。ワクチンを体内へ侵入（接種）させることで、その病原体に対する抗体がつくられ、以後、本物の細菌が侵入すると、抗体がその細菌を死滅させる。薬物療法の予防療法にあたる

**ポイント**

- 抗生物質の作用機序

■ 図-39

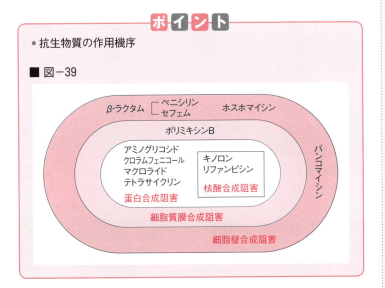

---

**Column**

## 抗菌スペクトルって何？

抗菌薬が病原体に作用する場合、その有効性には一定の範囲があります。この有効範囲を抗菌スペクトルといいます。

セフェム系抗生物質は、この抗菌スペクトルの違いによって3つの世代に分けられます。第1世代ではグラム陽性菌には作用しますが、グラム陰性菌には効きません。しかし、第2世代になると、緑膿菌を除くグラム陰性桿菌に有効で、第3世代では、緑膿菌を含むグラム陰性菌に対してさらに強力な抗菌効果を発揮します。一方で、第2世代、第3世代のセフェム系抗生物質は、第1世代のものよりもグラム陽性菌に対する抗菌性は弱くなりました。そこで第4世代ではグラム陽性菌に対する抗菌性を強くしています。

# 主な抗生物質とその適応

抗生物質にはそれぞれ特徴があり、適応も違います。主なものを以下に示しました。（　）内は、適応する細菌や感染症です。

## ❶ ペニシリン系抗生物質（肺炎球菌、梅毒）

ペニシリンはもともと青カビから発見され、医療用として実用化されるまでには発見から10年以上の歳月を要しました。しかし、1942年にベンジルペニシリン（ペニシリンG、PCG）が単離されて実用化され、第二次世界大戦中に多くの負傷兵や戦傷者を感染症から救いました。以後、様々な誘導体が開発されています。

ペニシリンは、$\beta$-ラクタム環を持つ抗生物質です。細菌の細胞壁の主要成分であるペプチドグリカンを合成する酵素と結合し、その活性を阻害します。その結果、ペニシリンが作用した細菌の細胞壁は薄くなり、細菌は死滅します（殺菌作用）。また、薄くなった細胞壁から細胞外液が流入すると、最終的には溶菌を起こし、細菌は死滅します（殺菌作用）。

## ❷ セフェム系抗生物質（肺炎球菌、大腸菌）

セフェム系抗生物質は、ペニシリンと同じように化学構造の中に$\beta$-ラクタム環を持っています。抗菌スペクトルの違いによって、第1世代から第4世代に分けられます。ペニシリンと同様、細胞壁の材料となるペプチドグリカン合成のじゃまをして細菌の増殖を抑えますが、ペニシリンとは阻害する酵素が違います。マイコプラズマなど、細胞壁のない菌には効きません。

## ❸ アミノグリコシド系抗生物質（ブドウ球菌、緑膿菌）

アミノ糖を含む配糖体抗生物質の総称で、蛋白質の合成を阻害します。最初に発見されたのは、ストレプトマイシンです。ストレプトマイシンは、黄色ブドウ球菌などのグラム陽性菌、大腸菌などのグラム陰性菌、抗酸菌に対して強い抗菌効果を発揮します。また、トブラマイシンやゲンタマイシンは、緑膿菌に有効です。

アミノグリコシド系に共通する特徴として、腸管からほとんど吸収されず、体内での代謝を受けにくいことが挙げられます。そのため、腎臓の負担が重くなり、腎障害を生じやすい難点があります。また、治療域が狭いために血中濃度モニタリング（TDM）が必要であり、副作用として難聴など脳の第8神経を障害することがあります。

---

### Note
#### $\beta$-ラクタム系抗生物質

化学構造の中に$\beta$-ラクタム環をもっている抗生物質を$\beta$-ラクタム系抗生物質という。ペニシリン系およびセフェム系抗生物質はその中に含まれる。その他、カルバペネム系、モノバクタム系、ペネム系がある。$\beta$-ラクタム系抗生物質は類似した作用機序、副作用を持っている

---

### Note
#### ペニシリンアレルギー

ペニシリンは、アレルゲンとしての一面を持つ。数万人に1人程度の割合でアナフィラキシー・ショックをひき起こすことがある。ペニシリンがひき起こす重篤なアレルギー症状は、「ペニシリン・ショック」と呼ばれる

---

### Note
#### 静菌作用

菌の繁殖・増殖を抑制する作用を、静菌作用という。静菌作用の薬のほうが生体にはやさしく、静菌作用のもとで患者は自然治癒能力に依存して病気を治す
マクロライド系、テトラサイクリン系、クロラムフェニコール系

---

### Note
#### 殺菌作用

菌を殺す作用を、殺菌作用という。最小発育阻止濃度（MIC）と最小殺菌濃度（MBC）の値がほぼ等しければ殺菌性、両者の値がかけ離れていれば静菌性と考えることができる
$\beta$-ラクタム系、アミノ配糖体系

---

### Note
#### 最小発育阻止濃度（MIC）

化学物質による抗菌作用は、その薬剤の濃度が薄い時には効果がなく、ある程度の濃度で効果が促進される。さらに濃度を増していくと、菌（微生物）の発育は抑制され、ついには停止する。その時の濃度のことを、最小発育阻止濃度（MIC値：Minimum Inhibitory Concentration）という。これ以上の濃度になると、微生物は死滅していく。このMIC値が低い抗菌剤ほど、少ない量で効果が上がることになる

## Column

# 結核菌がひき起こす感染症：結核

結核は、結核菌によってひき起こされる感染症です。結核菌は、1882年に細菌学者ロベルト・コッホによって発見されました。

結核菌は酸素のある場所を好む好酸菌で、結核は空気感染するため、肺など呼吸器官においての発症が目立ちます。

結核はかつて不治の病と恐れられ、日本でも死亡率第1位の疾患でした。その後、ストレプトマイシンなど結核菌に効果のある抗生物質が登場すると、「過去の病」と言われるまでに沈静化しました。ところが、最近になって抗生物質に負けない耐性菌が出て、再び猛威を奮い始めています。

結核は、感染してもすぐに発症するとは限りません。感染者のうち実際に発症するのは10%程度で、感染しても多くの場合は生体が持つ免疫力によって菌の活動は抑え込まれています。しかし、かつて感染した結核菌が体内に残っていると、抵抗力が弱った時などに突然目を覚まし、咳や微熱、倦怠感など様々な症状をひき起こします。

結核は今なお、多くの命を脅かしています。世界では毎年約800万人が結核として新たに診断され、約300万人が死亡しています。背景には、エイズの蔓延や薬剤耐性菌の登場、そして貧困による公衆衛生上の問題があります。

日本でも1997年には、それまで減少を続けてきた新規発生結核患者数が、38年ぶりに増加に転じました。2010年の罹患率は人口10万あたり18.2で、10人以下となっている欧米先進国に比べて多く、日本は世界の中では依然「中まん延国」とされています。

## ④ クロラムフェニコール（腸チフス、コレラ、サルモネラ、クラミジア）

クロラムフェニコールは、バクテリア由来の抗生物で、蛋白質の合成を阻害します。グラム陽性、陰性に係わらず、多くの微生物に対して有効です。しかし、再生不良性貧血を含む骨髄の損傷など、重大な副作用があるため、腸チフスやコレラなど生命に危険がある感染症でのみ用いられます。

## ⑤ マクロライド系抗生物質（リケッチア、クラミジア、マイコプラズマ）

化学構造のなかに、マクロライド環を持つ抗生物質の総称です。比較的副作用が少なく、抗菌スペクトルも広いため、広く使用されています。特に、リケッチア、クラミジアなどの細胞内寄生菌や、マイコプラズマに対しては、第一選択薬になります。また、レンサ球菌や肺炎球菌、ブドウ球菌、腸球菌といったグラム陽性球菌にも有効です。

多くのマクロライドは、肝臓のチトクローム P450（CYP3A4）という特定の酵素で代謝されます。そのため、マクロライド自体の副作用よりも、この同じ代謝酵素を利用している、複数の薬物との相互作用が問題になります。特に、喘息の治療薬であるテオフィリン（テオドール、テオロングなど）との併用には、注意が必要です。

## Note

### ウイルス

ラテン語の「毒」いう言葉が語源。ウイルスの大きさは、20〜970nm（ナノメートル：1mmの100万分の1）であり、細菌の大きさの1〜5μm（マイクロメートル：mmの1000分の1）より小さい。細菌は栄養・温度・湿度などの条件がそろえば増えることができるが、ウイルスは生きた細胞に寄生（感染）しないと増えることができない。抗生物質は細菌には効くが、ウイルスには全く効果がない

■ 表−10　主な感染症に用いられる化学療法薬

| | 菌　種 | 主な疾患 | 第一選択薬 | 第二選択薬 |
|---|---|---|---|---|
| グラム陽性球菌 | ブドウ球菌<br>ペニシリン<br>G感受性 | 肺炎<br>敗血症<br><br>心内膜炎<br>髄膜炎 | ペニシリンG<br>ペニシリンV<br><br>フェネチシリン<br>アンピシリン | セフェム<br>マクロライド<br><br>アミノ配糖体 |
| | ペニシリン<br>G耐性 | | メチシリン<br><br>セフェム | アミノ配糖体<br><br>マクロライド |
| | メチシリン<br>耐性<br>（MRSA） | | バンコマイシン | ニューキノロン |
| | 肺炎球菌 | 肺炎<br>髄膜炎<br>心内膜炎 | ペニシリンG<br>ペニシリンV<br>アンピシリン | セフェム<br>マクロライド |
| | レンサ球菌 | 肺炎、咽頭炎<br>中耳炎、髄膜炎<br>猩紅熱<br>尿路感染症<br>心内膜炎 | ペニシリンG<br>ペニシリンV<br>アンピシリン | セフェム<br>マクロライド |
| グラム陰性桿菌 | 大腸菌 | 尿路感染症<br>胆のう炎<br>敗血症 | アンピシリン<br>セフェム | アミノ配糖体 |
| | クレブシエラ | 肺炎<br>尿路感染症 | セフメタゾール<br>第3世代セフェム<br>ピペラシリン | アミノ配糖体<br>ニューキノロン |
| | エンテロバク<br>ター | 尿路感染症<br>呼吸器感染症 | 第3世代セフェム | ニューキノロン |
| | 緑膿菌 | 尿路感染症<br>熱傷部感染症<br>敗血症 | アミノ配糖体<br>ニューキノロン<br>ピペラシリン | スルベニシリン<br>セフスロジン |
| | セラチア | 尿路感染症<br>呼吸器感染症 | アミノ配糖体<br>第3世代セフェム | ニューキノロン |

## Note

### 耐性菌

抗生物質を連用すると、細菌は抗生物質を分解する酵素を作ったり、薬物の作用する部位の形を変えたり、薬の細胞膜透過性を低下させたりする。このような菌を耐性菌という

## Note

### MRS A

Methicillin-resistant Staphylococcus aureus の略語で、メチシリン（抗生物質の名称）に耐性を獲得した黄色ブドウ球菌を意味する英語名に由来している。常在菌の一種であり、健康な人でも鼻腔、咽頭、皮膚などから検出されることがある。健康な人では無害だが、手術直後など抵抗力の低下した状態では感染を起こし、肺炎や腎炎、胃腸炎などを呈する。一旦発症すると、ほとんどの抗生物質が効かないため治療は困難であり、死に至ることもある。日和見感染や院内感染の原因菌として恐れられる

## ❻ テトラサイクリン系抗生物質（クラミジア、リケッチア、マイコプラズマ）

　テトラサイクリンの原型は、ある種の放線菌から1948年に発見されました。現在、日本で主に内服薬として使用されているのは、ドキシサイクリン（ビブラマイシン）とミノサイクリン（ミノマイシン）です。

　作用機序としては、微生物のリボゾームにくっついて、蛋白質の合成を阻害します。適応としては、クラミジア、リケッチア、マイコプラズマ、スピロヘータ（梅毒・ライム病）などが挙げられます。マグネシウム・アルミニウム・鉄・カルシウムなどと容易に結合して吸収率が低下するため、鉄を含有する食物や製剤とは一緒に飲まないよう、注意が必要です。

## 癌とは何か

　日本において死因のトップを占めるのは、悪性腫瘍つまり「癌」です。癌とはいったい、何なのでしょうか。

　私達の体は、約60兆個の細胞でできています。生体に寿命があるように、細胞の一つひとつにもまた、寿命があります。体の中では、常に寿命を迎えた細胞が死に、新しい細胞に置き換わっています。正常な状態では、古い細胞が寿命以上に長く生きることも、新しい細胞が必要以上に増殖することもありません。細胞の新陳代謝はすべて、遺伝子に組み込まれたプログラムによって制御されています。

　しかし、何らかの原因でこのプログラムに異常が発生すると、正常ではない異常な顔つきの細胞が作られてしまうことがあります。不死身でかつ、驚異的な増殖力を持つこの顔つきの悪い細胞が、癌細胞です。細胞が分裂する際、細胞はその遺伝子情報をコピーする

> **Note**
> **良性腫瘍**
> 良性筋腫は腫瘍の増殖が遅く、転移はしない。放置しておいても命に別状はない。上皮性細胞から発生するものとしては乳頭腫、腺腫、ポリープ、嚢腺腫があり、非上皮性細胞から発生するものとして線維腫、粘液腫、脂肪腫、軟骨腫、骨腫、横紋筋腫、平滑筋腫、血管腫などがある

■ 図-40　正常な細胞と悪性腫瘍細胞

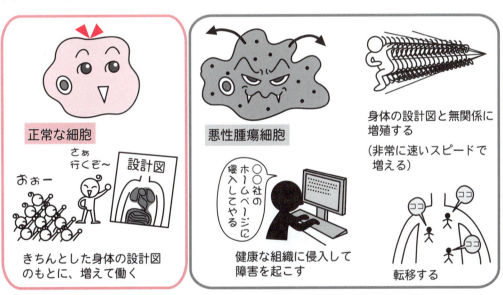

### Column

#### 新型肺炎 SARS って？

　SARSはSevere Acute Respiratory Syndromeの略で、日本語では「重症急性呼吸器症候群」と訳されています。新型コロナウイルス「SARS コロナウイルス」が原因の、新たに見つかった感染症です。

　中国の広東省で最初の患者が報告され、2003年には世界中で大問題になりました。38℃以上の急な発熱、咳、息切れ、呼吸困難など、インフルエンザのような症状が特徴です。多くは発症後6〜7日で症状が改善して回復しますが、10〜20％の人は呼吸不全などを起こし、重症化します。

　抗ウイルス薬とステロイド薬を組み合わせた治療、インターフェロン、グリチルリチン、HIV／AIDS治療薬などで効果があったという報告もありますが、有効な治療法は確立されていません。

のですが、このコピーにミスがあると、癌細胞ができてしまいます。

実は、このコピーミスはけっこう起こっていて、健康な人の体にも癌細胞は存在します。けれども、多くの癌細胞は生体が持つ免疫力で排除されてしまうため、問題にならないのです。

しかし、何らかの要因で免疫力を超える癌細胞が現れて増殖を続けた時、それは定着していわゆる癌が発生します。

抗癌薬（悪性腫瘍治療薬）には、多く分けて3タイプあります。細胞増殖標的型抗癌薬、分子標的薬、免疫活性薬です。

## 細胞増殖標的型抗癌薬

従来型の抗癌薬で、細胞の増殖を抑える薬物です。癌細胞は正常な細胞に比べて分裂・増殖のスピードが速いので、これを抑えることによって癌の増殖を阻止します。

しかし、これには大きな問題があります。体内で増殖のスピードが速いのは、癌細胞だけではありません。髪の毛や白血球などの正常細胞も、同じように代謝回転が速いのです。従って、抗癌剤を使用すると、このような正常細胞も同時にダメージを受けることになります。

### ポイント

• 抗癌剤は、正常細胞と癌細胞をその分裂・増殖のスピードで見分ける

## それぞれの細胞増殖標的型抗癌薬と作用する仕組み

細胞増殖標的型抗癌薬は、核酸の合成を阻害して細胞分裂を止めるものがほとんどです。植物アルカロイドやホルモン剤なども使用されます。

### ❶ アルキル化薬

遺伝子のDNAにくっついてその鎖にアクセサリーをつけ、DNAの塩基をつながらないようにしてしまいます。これを、「アルキル化」といいます。これによってDNAの複製にエラーが生じ、細胞分裂できなくなります。

### ❷ 抗生物質（ブレオマイシン）

DNAがコピーされる時、DNAの二重らせん構造がいったんほどかれます。この時に、DNA鎖を切断したり二重らせんをつなぐ塩基の間に入り込んだりすることで、RNAの合成を阻害します。

---

**Note**

### 悪性腫瘍

放置すると、正常組織をも侵してしまう。いわゆる癌。早期に発見して外科手術をすることが推奨されるが、外科的に取れない場所に癌ができた場合などは、抗癌剤が用いられる

---

**Note**

### 癌遺伝子と癌抑制遺伝子

癌は、遺伝子のコピーミスによって起こる。このコピーミスを起こす遺伝子は、ある程度決まっている。それが、「癌遺伝子」と「癌抑制遺伝子」である。「癌遺伝子」は、車でいうとアクセル。この遺伝子が働きすぎると、車が暴走するように細胞は癌化への道を進む。「癌抑制遺伝子」は、ブレーキ。この遺伝子がおかしくなり、働かなくなると、細胞が暴走して癌へと進む

### ❸ 代謝拮抗薬

　DNAは、DNAポリメラーゼという酵素が4つの塩基をつないで作られます。代謝拮抗薬は塩基とよく似た形をしているため、塩基と間違われて酵素に取り込まれます。その結果、そこから先の塩基がつながらなくなってDNA合成がストップし、細胞分裂が止まります。

### ❹ 植物アルカロイド

　細胞分裂ではまず、1つの細胞の染色体が2倍になり、その染色体が分裂紡錘糸という蛋白質の糸によって反対方向へと引っぱられます。そして、最終的にそこが切れ、2つの細胞になります。ビンクリスチン（オンコビン）やビンブラスチン（エクザール）などの植物アルカロイドは、この紡錘糸を作らせなくすることで、細胞分裂をできなくします。

### ❺ ホルモン系薬剤

　女性ホルモンや男性ホルモンが関係する癌に対し、ホルモンの作用を抑えるように働きます。乳癌には女性ホルモンの働きを抑えるタモキシフェン（ノルバデックス）、前立腺癌には男性ホルモンの働きを抑えるリュープロレリン（リュープリン）を投与します。

> **Note**
> **NK細胞**
> 体の中に入ってきた細菌や異物（癌細胞）を見つけると、すぐに急行して早期に攻撃を行う。NK細胞が特に威力を発揮する異物は、一部の腫瘍細胞とウイルス感染細胞。健康な人の体の中でも1日3000～6000個作り出されている癌細胞を早期発見して攻撃することで、癌の発病を防いでいる

■ 図-41　抗悪性腫瘍薬

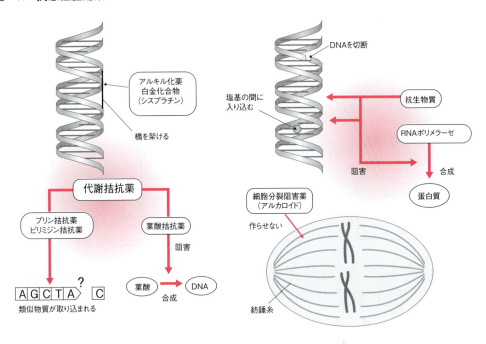

## Column

### 癌細胞が増殖するサイクル

人間と同じように、癌細胞にも「一生懸命働く時期」と「休む時期」があります。一般にがん細胞は、
① DNAが盛んに作られる時期
② 分裂が盛んな時期
③ 分裂も増殖もしないで休んでいる時期

の3つの時期を繰り返して、細胞が増殖していきます。
このサイクルのどの時期に効くかは、抗癌剤の種類によって違います。従って、ある薬は細胞増殖の1つの時期には効くけれど、ほかの時期には全く効かないということも起きてきます。

■ 図-42　癌を治療する

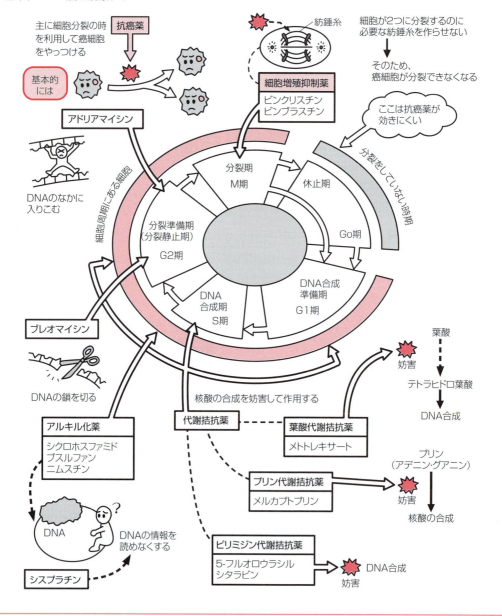

# 分子標的薬

特定の癌細胞の細胞増殖の原因となる分子や細胞内シグナル伝達を遮断することにより、その癌細胞の増殖だけを抑制します。例えば、トラスツズマブはHER2というたんぱく質が過剰に機能している乳癌のみに有効です。分子標的薬は、従来型を上回る治療効果がみられ、副作用も少ないという特徴があります。

代表的分子標的薬

| 低分子酵素阻害薬（経口投与） |
| --- |
| ・上皮成長因子受容体（EGFR）チロシンキナーゼ阻害薬（ゲフィチニブ：肺がん）<br>・BCR-ABLチロシンキナーゼ阻害薬（イマチニブ：慢性骨髄性白血病）<br>・多種キナーゼ阻害薬（ソラフェニブ：腎、肝、甲状腺がん） |
| 抗体製剤（非経口投与） |
| ・HER2阻害薬（トラスツズマブ：乳がん）<br>・血管内皮細胞増殖因子（VEGF）阻害薬（ベバシズマブ：大腸がん）<br>・抗CD20モノクローナル抗体（リツキシマブ：リンパ腫） |
| その他 |
| ・ビタミンA誘導体（トレチノイン：急性前骨髄球性白血病）<br>・プロテアソーム阻害薬（ボルテゾミブ：多発性骨髄腫） |

（丸山　敬、FLASH薬理学、羊土社、2018.）

# 免疫抑制阻害薬

2018年ノーベル賞を受賞された本庶佑氏の研究で一躍注目を浴びた抗癌薬です。癌細胞は、本来であれば免疫細胞によって攻撃されるはずですが、実際には攻撃されにくくなっています。これは癌細胞が免疫機序から逃れる機能を獲得してしまうからです。この免疫抑制機序を阻害することによって、本来の免疫機能を回復し治療効果を現す薬物です。当初、治療法がほとんどなかった悪性黒色腫に認可され、現在、肺癌などにも適用が拡大しています。

## Column

## 癌細胞を攻撃するナチュラルキラー（NK）細胞って何？

ナチュラルキラー細胞は、リンパ球の一種です。比較的大きく、透明な細胞質と細胞質顆粒が存在しているため、大型顆粒リンパ球（LGL）とも呼ばれています。末梢血を循環するリンパ球の約15%が、この細胞です。

ナチュラルキラー細胞は、癌細胞や真菌、ウイルス感染細胞を直接攻撃して破壊します。血液と共に体内を常に巡回し、標的細胞が現れると素早く攻撃を仕掛けます。これには、特異的な感作や抗体は関与していません。以前に出会ったことのない標的細胞にも働く、自然免疫の一部です。

#  アレルギーおよび炎症に関する薬

## 免疫反応とアレルギー

　免疫とは、自分の身体の構成成分であるかどうか、すなわち「自己」と「非自己」を区別し、非自己が体内に侵入した場合に、これを異物として排除しようとする働きです。

　生体に侵入してくる異物には、細菌やカビ、ウイルスのような外来微生物、体内に生じた癌細胞、他人から移植された臓器などがあります。医学や看護学ではこれらを総称して、抗原と呼んでいます。

　私達の体は、いったんこれらの抗原が侵入してくると、それを「外敵」として記憶します。そして、それぞれの抗原に結合し、その抗原が働かないようにしてしまう抗体（蛋白質の一種）を作ります。1つの抗原に結合できる抗体は1つしかなく、抗原は必ず決まった相手にしか反応しません。

　抗原 - 抗体反応は、生体を感染症などから守るだけでなく、時に自己の組織や細胞を攻撃することもあります。その代表例が、アレルギーです。アレルギー（過敏症）は、異物の侵入に対して過剰な免疫反応を起こすことによって発症します。このようなアレルギーのもとになった物質を、アレルゲンと呼んでいます。

　生体のアレルギー反応に関与する主な物質は、ヒスタミンです。体のいたるところに存在する肥満細胞の膜にある抗体が抗原と結合すると、細胞からヒスタミンが放出され、かゆみなどの症状が出ます。従って、アレルギーの治療では、このヒスタミンの働きをいかに抑えるかが、ポイントになります。

> **Note**
> **オータコイド**
> オータコイドとは、体外からの刺激に応答して放出される免疫系の伝達物質のことをいう。オータコイド受容体は体の至る所に存在し、オータコイドはそれらの受容体と結合して炎症に応答し、生体を防御している

> **Note**
> **花粉症**
> 花粉症とは、植物の花粉が原因となって起こるアレルギー性の病気のこと。主な症状には、鼻炎と結膜炎がよくみられ、まれに喘息、咽頭炎、皮膚炎、外耳炎などになる場合もある

> **Note**
> **ヒスタミン**
> ヒスチジンから合成されるアミノ酸の一種。のどや鼻粘膜の上皮に多い肥満細胞や好塩基球などに存在する。外傷や火傷、毒物、薬物、アレルギーの原因となる物質が体内に入ると活性化し、細胞から放出される。放出されたヒスタミンは、体内各所にあるヒスタミン1型受容体（$H_1$受容体）と結合し、鼻水、発赤、かゆみ、浮腫、痛み、気管支収縮といったアレルギー症状を起こす

■ 図-43　I型アレルギーの成り立ち

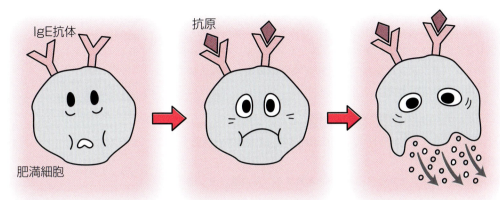

IgE抗体が肥満細胞に付着　　抗原がIgEに反応すると…　　ヒスタミンなどの化学伝達物質を放出する

# ヒスタミンを抑える薬とその仕組み

　肥満細胞から放出されるヒスタミンの働きは、

①平滑筋（特に気管支、腸、肺血管）を強く収縮させる
②小動脈を拡張させ、血圧を急激に下降させる
③毛細血管に作用し、じんま疹などをひき起こす
④胃液や唾液の分泌を高める

――などです。アレルギー症状が起きた場合、このヒスタミンに拮抗して働く抗ヒスタミン薬を使用すると、症状を軽減することができます。
　では、抗ヒスタミン薬は、どのような作用機序でアレルギー症状を抑えるのでしょうか。
　ヒスタミンの受容体は、$H_1$受容体と$H_2$受容体の2つがあります。ジフェンヒドラミン（レスタミン）やマレイン酸クロルフェニラミン（ポララミン）などの抗ヒスタミン薬は、$H_1$受容体を遮断してヒスタミンの働きを抑えます。このような薬を、$H_1$遮断薬といいます。
　抗ヒスタミン薬と言う場合、通常はこの$H_1$遮断薬を指します。$H_1$遮断薬には、ヒスタミンを抑えるほかに鎮静作用や催眠作用などがあるため、投与した後の自動車の運転などには気をつけなければなりません。また、吐き気を止める作用もあるため、しばしば乗り物酔いの薬としても使用されます。
　これに対し、$H_2$受容体を遮断する抗ヒスタミン薬には、胃酸分泌を抑制する作用があります。従って、アレルギーよりもむしろ、胃潰瘍や十二指腸潰瘍など消化性潰瘍の薬として使用されます。シメチジン（タガメット）やラニチジン（ザンタック）、ファモチジン（ガ

### Note
**アナフィラキシー**

ハチ毒や食物、薬物等が原因で起こる、急性アレルギー反応の1つ。じんま疹や紅潮（皮膚が赤くなること）などの皮膚症状や、呼吸困難、めまい、意識障害などの症状を伴うことがある。血圧低下など血液循環の異常が急激に現れると、ショック症状をひき起こし、生命を脅かすような危険な状態に陥る。これをアナフィラキシー・ショックと呼ぶ

スター）などは、$H_2$遮断薬です。

　また、抗アレルギー薬には、ヒスタミンの受容体ではなく肥満細胞そのものに働き、その脱顆粒を防いでヒスタミンの放出を抑える薬もあります。クロモグリク酸ナトリウム（インタール）やフマル酸ケトチフェン（ザジテン）などで、気管支喘息や鼻炎、じんま疹などに広く用いられています。

### ポイント

- $H_1$遮断薬：ヒスタミンの$H_1$受容体を遮断する（アレルギー疾患、感冒、乗り物酔い）
- $H_2$遮断薬：ヒスタミンの$H_2$受容体を遮断する（胃潰瘍、十二指腸潰瘍）
- 化学伝達物質遊離抑制薬：肥満細胞の脱顆粒を抑制し、ヒスタミンの遊離を防ぐ（気管支喘息、鼻炎、じんま疹）

## 炎症とは何か

　生体組織が外傷や感染などで障害を受けると、炎症が起こります。炎症が起こると、①発赤（赤くなる）、②腫脹（腫れあがる）、③痛覚過敏（痛くなる）、④発熱が起こる——などの症状が出ます。

　これらの症状をひき起こすのが、プロスタグランジンやロイコトリエン、ヒスタミン、セロトニン、ブラジニキンといった炎症性物質です。なかでもプロスタグランジンは、炎症と深い関係があります。

　細胞膜が破壊されると、まず細胞膜のリン脂質がホスホリパーゼという酵素によって分解されます。すると、そこからアラキドン酸という脂肪酸が遊離します。アラキドン酸はシクロオキシゲナーゼという酵素によって分解され、そこからプロスタグランジンが生成されます。

　プロスタグランジンにはいくつかのタイプがあり、それぞれ血小板凝集の抑制、血管の拡張、子宮の収縮などの働きをします。

　一方、アラキドン酸は、リポキシゲナーゼと呼ばれる別の酵素によっても分解され、ロイコトリエンにもなります。ロイコトリエンも、同様に気管支や血管を収縮させたり、白血球を活性化させたりする働きがあります。

　これら炎症性物質の信号をキャッチすると、炎症部位に各種のリンパ球が集まり、異物を排除しようと働きます。

　炎症がひどい場合、その後に膿ができることがありますが、あの膿こそが闘い終えたリンパ球の死骸です。

---

**Note**

### 第2世代抗ヒスタミン薬

ヒスタミン$H_1$受容体遮断作用と脱顆粒抑制作用の両方をもった薬物である。抗ヒスタミン薬の副作用である鎮静・催眠作用、抗コリン作用が少なく、第2世代抗ヒスタミン薬と呼ばれている。現在、このタイプが抗アレルギー薬の主流となっている

　アゼラスチン（アゼプチン）、エピナスチン（アレジオン）、フェキソフェナジン（アレグラ）、ロラタジン（クラリチン）

---

**Note**

### 炎症の4徴候

①発赤
②腫脹
③痛覚過敏
④発熱

---

**Note**

### プロスタグランジン

痛みをひき起こす物質。たくさんの種類があり、通常の生理反応にも関係している。その一例が、脳内伝達物質としてのPGで、生理的睡眠をひき起こす。子宮収縮、胃酸分泌、炎症などにも関与する

---

**Note**

### ロイコトリエン

ヒスタミンと同様、アレルギー性鼻炎をひき起こす化学伝達物質の1つ。アレルゲンに刺激されて活性化された白血球、肥満細胞などの細胞から放出される。鼻粘膜の血管を拡張したり、血管の透過性を亢進して浮腫をひき起こしたりすることにより、鼻づまりの原因となる。さらに刺激に対して鼻粘膜を過敏に反応させ、アレルギー症状をもたらす要因にもなる

> **ポイント**
> - 主な炎症性物質
>   プロスタグランジン、ロイコトリエン、ヒスタミン、セロトニン、ブラジニキン

## 炎症を抑える薬のタイプ

先に説明したように、炎症は正常な生理反応の一部でもあります。組織が異物によって損傷を受けた場合、その異物を排除して組織を再生しようとするプロセスの過程で起こる反応です。従って、むやみに炎症を止めようとするのは、生体が持つ再生能力を奪うことにもなりかねません。しかし、炎症による痛みや発熱がひどく、それを抑えなければ生体に害を及ぼす場合、炎症を抑える薬が使用されます。

炎症を抑える薬の作用機序は、炎症のプロセスに対応しています。大きく言えば、細胞膜からアラキドン酸が遊離するのを防ぐか、またはアラキドン酸からプロスタグランジンやロイコトリエンが生成されるのを防ぐか、の2つです。

非ステロイド性の抗炎症薬は、このうちアラキドン酸からプロスタグランジンが生成されるのを防ぎます。副腎皮質ステロイドは細胞膜に働き、細胞膜からアラキドン酸が遊離するのを防ぎます。アラキドン酸が遊離されなければ、その後の作用はすべて起こらないことになりますので、非ステロイド薬よりもステロイド薬のほうがより効果が強い、ということになります。

> **ポイント**
> - アラキドン酸の代謝経路とその阻害薬

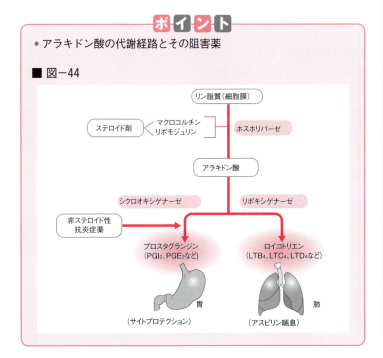

■ 図－44

### Note
**プロスタグランジン類**

外傷、感染、アレルギー反応などによって細胞膜が障害を受けると、細胞膜のリン脂質からアラキドン酸が遊離する。続いて生成されたアラキドン酸に、シクロオキシゲナーゼが作用してプロスタグランジンが、リポキシゲナーゼが作用してロイコトリエンが産生される。これらをまとめて、プロスタグランジン類という。プロスタグランジン類には多くの種類があるが、1つの細胞ですべてが産出されるのではなく、組織によって特定のプロスタグランジンが産出され、細胞機能の微妙な調節に係わっている

### Note
**アラキドン酸カスケード**

プロスタグランジン類の産生はまず、アラキドン酸が細胞膜リン脂質からホスホリパーゼA2によって切り出される。ついでアラキドン酸が、シクロオキシゲナーゼ（COX）とリポキシゲナーゼで各々のプロスタグランジン類に変換される。この経路は、アラキドン酸が順に代謝されていく経路であるため、アラキドン酸カスケードと呼ばれている

## Column

## ２つのシクロオキシゲナーゼ

アラキドン酸を分解するシクロオキシゲナーゼには、最近２つのタイプがあることが分かってきました。それぞれ、COX-1、COX-2と呼ばれています。どちらの酵素が登場するかは、実はその場面場面で違っています。

アラキドン酸から生成されるプロスタグランジンは、炎症反応ばかりでなく、そのほかの生理反応でも重要な役割を果たしています。例えば、妊娠末期における子宮の収縮も、プロスタグランジンによるものです。また、胃や腎臓で作られるプロスタグランジンは、胃の粘膜や腎臓の組織を保護し、血流を

維持するのに役立っています。

このように、炎症以外の生理反応でプロスタグランジンが生成される場合、活躍する酵素はCOX-1になります。一方、炎症反応で登場するのは、COX-2になります。

従来の抗炎症薬は、このCOX-1とCOX-2を同時に阻害したために、副作用として必ず胃腸障害を起こしていました。シクロオキシゲナーゼに2つのタイプがあることが分かってからは、COX-2にのみ作用する薬が開発されています。

# ステロイド性抗炎症薬

炎症薬でよく見かける、ステロイド剤のステロイドとは何でしょうか。

ステロイドとは、腎臓の上部にある副腎皮質から分泌されるホルモンのことです。副腎皮質から分泌されるホルモンには、糖質コルチコイドと鉱質コルチコイドの２種類があります。このうち、炎症を抑える作用があるのは、糖質コルチコイドのほうです。さらに、この糖質コルチコイドを化学合成したものを、ステロイド薬と呼んでいます。

ステロイド薬を投与すると、炎症などの症状は速やかに消滅します。しかし、それは同時に、強い有害作用ももたらします。

例えば、副腎皮質ホルモンを外から投与し続けると、生体の副腎皮質がホルモンを分泌する必要がなくなって徐々に活動しなくなり、萎縮状態に陥ります。そのため、ステロイドの投与を中断すると、急性の腎機能不全に陥ることがあります。

また、このほかにも、①満月様顔貌（ムーンフェイス）、②脂肪沈着、③浮腫、④糖尿病、⑤高血圧など、様々な症状をきたしやすくなります。そのため、ステロイド性の抗炎症薬を使用するのはあくまで一時しのぎや重症の場合に限り、一般には以下に説明する非ステロイド性の抗炎症薬を使用します。

## ポイント

● 副腎皮質ホルモン

■ 図-45

副腎皮質ホルモン

**糖質コルチコイド：**
コルチゾル、コルチコステロン
①抗炎症作用、②抗アレルギー作用、
③糖原貯蔵、④ACTHの分泌抑制、
蛋白分解促進、⑤抗腫瘍作用

**鉱質コルチコイド：**
アルドステロン
集合管に作用し、ナトリウムの保持、
カリウムの排出作用（電解質代謝に関与）

# 非ステロイド性抗炎症薬（NSAIDs）の種類

主な非ステロイド性抗炎症薬とその特徴を、以下に示しました。

## ❶ アスピリン（バイアスピリン）

アスピリンは、代表的な抗炎症薬です。急性・慢性のリウマチ性炎症や、関節痛、筋肉痛などで用いられます。アスピリンは、プロスタグランジンの合成を阻害することで、発熱を抑える効果があります。速効性があるため、解熱薬として使用されることもあります。また、血小板が凝集するのを抑制するため、服用していると出血時間が長くなります。

## ❷ インドメタシン（インダシン）

インドメタシンは、プロスタグランジンを生成する酵素であるシクロオキシゲナーゼを阻害する最も強力な薬剤です。抗リウマチ作用が強く、変形性関節症や腰痛、上気道炎など、あらゆる炎症に効果があります。また、白血球が血管の外へ出ていく遊走を抑えることから、痛風の治療にも用いられます。有害作用も大きいため、使用は短期間に限るほうが望ましいとされています。

## ❸ ジクロフェナクナトリウム（ボルタレン）

慢性関節リウマチや手術後の鎮痛・消炎に用いられます。錠剤、徐放カプセル、坐薬、テープ剤などがあります。

### Note
**インフルエンザ脳炎・脳症**
ジクロフェナクナトリウムとメフェナム酸は、インフルエンザ脳症との関連が疑われ、小児の解熱剤としては使用できない

### ❹ メフェナム酸（ポンタール）

手術後および外傷などの炎症を抑えるために使います。鎮痛作用が特に強いため、頭痛や歯痛、神経痛などの薬としても使用されます。

### ❺ アセトアミノフェン（カロナール）

解熱作用と鎮痛作用が強く、抗炎症作用は弱い薬です。アスピリンが使えない場合や、アスピリンを使用するとライ症候群の危険がある小児に使用します。

### ❻ ロキソプロフェンナトリウム（ロキソニン）、スリンダク（クリノリル）

生体内で代謝されることで薬理作用が現れるプロドラッグです。強力な抗炎症、鎮痛、解熱作用があり、胃腸障害などの副作用は少ない。

> **ポイント**
> ・非ステロイド性抗炎症薬は、シクロオキシゲナーゼを阻害してプロスタグランジンを作らせない薬

**Note**

**ライ症候群とアスピリン**

ライ症候群は、小児において極めてまれに現れる、高死亡率の疾患。水痘、インフルエンザなどのウイルス性疾患の後、激しい嘔吐、意識障害などの症状を呈する。アスピリン服用との関連が疑われている

■ 図−46 非ステロイド性抗炎症薬

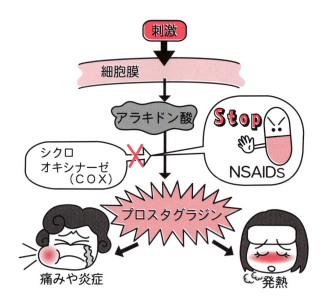

> Column

## 非ステロイド性抗炎症薬を使用すると体温が下がるわけ

　体温調節を行う中枢は、脳の視床下部にあります。視床下部は、セットポイントというちょうどいい体温の基準値を設定します。そして、体の各部位にある体温を感知するセンサーを通じ、セットポイントが維持されているかどうかを常にチェックしています。

　炎症性物質の1つであるプロスタグランジンは、視床下部の体温中枢に作用し、このセットポイントを高くします。それにより、発熱を促すわけです。

　非ステロイド性抗炎症薬は、シクロオキシゲナーゼを阻害してプロスタグランジンを生成しないように働くため、プロスタグランジンがセットポイントを上げるのも同時に防ぎます。そのため、セットポイントも正常に戻り、体温が下がります。

■ 図-47　解熱薬

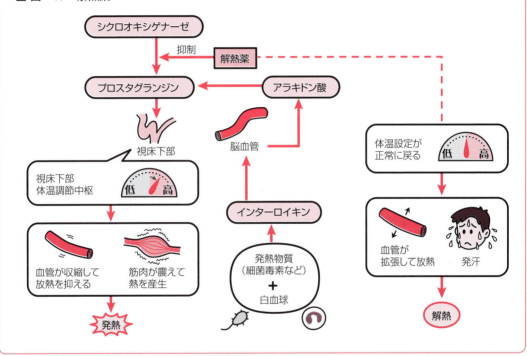

## ◆ 引用・参考文献

・吉岡充弘他著：系統看護学講座 専門基礎分野 薬理学．医学書院、2018
・浜田康次著：ナースのためのくすりの「なぜ」に答えられる本．日総研出版、2000
・田中正敏著：新版 超図解 薬はなぜ効くか．講談社、2009
・原景子他監：臨床で出合う薬の基本をマスターしよう．医学芸術社、2004
・小山岩雄著：超入門 新薬理学、照林社．2006
・鈴木正彦著：新訂版クイックマスター 薬理学．サイオ出版、2018
・橋本信也著：ナースのための薬の知識．照林社、1994
・越前宏俊著：図解 薬理学 病態生理から考える薬の効くメカニズムと治療戦略．第2版、医学書院、2008
・堤寛監：新訂版クイックマスター 病理学．第2版、医学芸術社、2018
・増田敦子監：人体の仕組みを全体的につかんで解剖生理を理解しよう．医学芸術社、2004
・丸山　敬：FLASH 薬理学．羊土社、2018．

### 薬理学を詳しく知るための本

・田中千賀子他編：NEW 薬理学．改訂第7版，南江堂，2017
・鍋島俊隆他編：図解薬理学．南山堂，2015
・今井正他監：標準薬理学．第7版，医学書院，2015
・吉尾隆他編：薬物治療学．南山堂，2018
・医療情報科学研究所編：薬がみえる 1，2，3．メディックメディア，2014 〜 16

### 病院で使用している薬を知るための本

・日本医薬情報センター編：JAPIC 医療用医薬品集 2019．日本医薬情報センター，2018
・日本医薬品集フォーラム監：日本医薬品集医療用 2019．じほう，2018
・高久史麿他監：治療薬マニュアル 2019，医学書院 .2019
・浦部晶夫他編：今日の治療薬 2019，南江堂 .2019

# 索引

## 英数

### A

| | |
|---|---|
| ACE | 91 |
| ACE阻害薬 | 93 |
| Ach | 72 |
| ADH | 40 |
| antibiotics | 36 |
| ARB | 94 |

### B／C

| | |
|---|---|
| BBB | 53 |
| cAMP | 74 |
| ChAT | 72 |
| ChE | 73 |
| COX | 69 |
| COX-1 | 144 |
| COX-2 | 144 |
| CYP | 40 |

### E／G

| | |
|---|---|
| $ED_{50}$ | 29 |
| GABA | 57 |
| $H_1$遮断薬 | 142 |
| $H_2$遮断薬 | 142 |
| H2ブロッカー | 110 |
| HDL | 96 |
| HMG-CoA還元酵素阻害薬 | 96 |

### K／L

| | |
|---|---|
| $K^+$チャネル | 54 |
| K2 | 129 |
| L-DOPA | 62 |
| $LD_{50}$ | 29 |
| LDL | 96 |

### M／N

| | |
|---|---|
| MAC | 66 |
| MEOS | 40 |
| MIC | 132 |
| MRSA | 134 |
| M受容体 | 72 |
| $Na^+$チャネル | 54 |
| $Na^+$ポンプ | 54 |
| NK細胞 | 137 |
| NSAIDs | 145 |

| | |
|---|---|
| N受容体 | 72 |

### P／S

| | |
|---|---|
| PG | 68 |
| PMS | 39 |
| SNRI | 56 |
| SSRI | 56 |

### T

| | |
|---|---|
| t-PA | 103 |
| $T_3$ | 124 |
| $T_4$ | 124 |
| TDM | 30 |
| Tmax | 29 |
| TNFα | 17 |
| TRH | 122 |
| TSH | 123 |

### ギリシャ文字

| | |
|---|---|
| $α_1$遮断薬 | 94 |
| αグルコシダーゼ阻害薬 | 120 |
| α遮断薬 | 76 |
| β-ラクタム系抗生物質 | 132 |
| β遮断薬 | 76, 89, 93 |
| γ-アミノ酪酸 | 57 |

### 数字

| | |
|---|---|
| 1型糖尿病 | 119 |
| 2型糖尿病 | 119 |
| Ⅰ型症状（陽性症状） | 55 |
| Ⅱ型症状 | 55 |

## 和文

### あ

| | |
|---|---|
| アーテン | 63 |
| アイソトープ | 123 |
| アウグスバーガーの式 | 27 |
| アカシジア | 55 |
| アカルボース | 121 |
| アキネトン | 63 |
| 悪性腫瘍 | 136 |
| アクトス | 120 |
| アゴニスト | 18 |
| アザチオプリン | 101 |
| 亜酸化窒素 | 67 |

| | |
|---|---|
| アシドーシスとケトアシドーシス | 120 |
| アスピリン | 68, 103, 145 |
| アスピリン・ジレンマ | 104 |
| アスプール | 108 |
| アセタノール | 76 |
| アセチルコリン | 72 |
| アセトアミノフェン | 146 |
| アセブトロール | 76 |
| アダラート | 94 |
| アデニル酸シクラーゼ | 86 |
| アテノロール | 93 |
| アドナ | 104 |
| アドレナリン | 74 |
| アドレナリン作動薬 | 74 |
| アトロピン | 67 |
| アトロベント | 108 |
| アヘン | 8 |
| アヘンアルカロイド | 69 |
| アポプロン | 77 |
| アマンタジン | 62 |
| アミオダロン | 89 |
| アミトリプチリン | 56 |
| アミノグリコシド系抗生物質 | 131, 132 |
| アミノ酸輸液 | 34 |
| アミノペプチダーゼ | 109 |
| アミラーゼ | 110 |
| アムロジピンベシル | 94 |
| アムロジン | 94 |
| アラキドン酸カスケード | 143 |
| アルキル化薬 | 136 |
| アルコール脱水酵素 | 40 |
| アルサルミン | 112 |
| アルダクトンA | 92 |
| アルドメット | 77 |
| アルファカルシドール | 127, 129 |
| アルファロール | 127, 129 |
| アルブミン | 91 |
| アレビアチン | 61 |
| アローゼン | 115 |
| アンカロン | 89 |
| アンギオテンシノーゲン | 91 |
| アンギオテンシン | 17 |
| アンギオテンシンI | 91 |
| アンギオテンシンII受容体拮抗薬 | 94 |
| アンギオテンシン変換酵素 | 91 |
| 安静狭心症 | 86 |
| アンタゴニスト | 18 |

| | |
|---|---|
| アントラキノン系 | 115 |
| アンプル | 32 |
| イオン交換樹脂 | 96 |
| イソプレナリン | 18, 75, 108 |
| 一般名 | 12 |
| 一般用医薬品 | 9 |
| イノバン | 85 |
| イプラトロピウム | 108 |
| イミプラミン | 56 |
| イムラン | 101 |
| 医薬品 | 9 |
| 医薬品医療機器等法 | 9 |
| 医薬品副作用モニター制度 | 39 |
| 医薬部外品 | 9 |
| 医療用医薬品 | 9 |
| インクレチン関連薬 | 120 |
| インスリン | 118 |
| インスリン抵抗性改善薬 | 120 |
| 陰性症状 | 55 |
| インターフェロン | 17 |
| インタール | 107, 142 |
| インターロイキン | 17 |
| インダシン | 68, 145 |
| インデラル | 76, 87, 89 |
| インドメタシン | 68, 145 |
| インフルエンザ脳炎 | 145 |
| ウィリアム・ウィザリング | 84 |
| ウェルズ | 67 |
| うっ血性心不全 | 83 |
| うつ病 | 55 |
| ウロキナーゼ | 103 |
| 運動療法 | 11 |
| 液剤 | 30 |
| エクザール | 137 |
| エストロゲン | 125, 127 |
| エスポー | 100 |
| エチゾラム | 57 |
| エチニルエストラジオール | 127 |
| エドウィン・ゴールドマン | 53 |
| エトスクシミド | 61 |
| エナラプリル | 93 |
| エピネフリン | 74 |
| エポエチン・アルファ | 100 |
| エポエチン・ベータ | 100 |
| エポジン | 100 |
| エルカトニン | 126 |
| エルシトニン | 126 |

| | |
|---|---|
| 塩化ベルベリン | 117 |
| エンケファリン | 68 |
| 塩酸コカイン | 82 |
| 塩酸プロカイン | 82 |
| 塩酸ブロムヘキシン | 106 |
| 塩酸ロペラミド | 116 |
| 炎症性物質 | 142 |
| 遠心性神経 | 48 |
| エンドルフィン | 68 |
| 塩類下剤 | 114 |
| オータコイド | 16, 140 |
| オールドキノロン | 38 |
| オスワルド・シュミーデベルグ | 8 |
| オットー・レーヴィ | 72 |
| オピオイド系鎮痛薬 | 68 |
| オピオイド受容体 | 68 |
| オルプリノン | 86 |
| オンコビン | 137 |

## か

| | |
|---|---|
| カール・ケーラー | 82 |
| 外呼吸 | 105 |
| 化学伝達物質遊離抑制薬 | 142 |
| 化学名 | 12 |
| ガスター | 141 |
| ガストリン | 111 |
| ガストロゼピン | 111 |
| カチーフN | 129 |
| 活性型ビタミンD₃ | 127 |
| 活動電位 | 54 |
| 活動電位の発生 | 51 |
| カフェイン | 55 |
| カプセル剤 | 30 |
| カプトプリル | 93 |
| カプトリル | 93 |
| カマ | 114 |
| 体循環 | 83 |
| 体部痛 | 65 |
| 顆粒剤 | 30 |
| カルグート | 85 |
| カルシウム拮抗薬 | 90, 94 |
| カルシトニン | 126 |
| カルシトリオール | 127, 129 |
| カルバゾクロム | 102, 104 |
| カルビスケン | 76, 87 |
| カルビドパ | 62 |
| カルボシステイン | 106 |

| | |
|---|---|
| カルメロース | 114 |
| カロナール | 146 |
| 癌 | 135 |
| 癌遺伝子 | 136 |
| 寛解 | 101 |
| 間接作用 | 21 |
| 感染症 | 130 |
| 浣腸 | 115 |
| カンデサルタン・シレキセチル | 94 |
| 間脳 | 50 |
| 癌抑制遺伝子 | 136 |
| 気管支拡張薬 | 107 |
| 気管支喘息 | 106 |
| キサンチン誘導体 | 108 |
| 起床時 | 34 |
| キシロカイン | 82, 89 |
| 基礎代謝 | 122 |
| 拮抗作用 | 36 |
| 拮抗支配 | 70 |
| 拮抗薬 | 18 |
| キニジン | 89 |
| 機能性便秘 | 114 |
| キノロン | 131 |
| キモトリプシン | 109 |
| 求心性神経 | 48 |
| 吸着薬 | 117 |
| 吸入 | 105 |
| 吸入剤 | 31 |
| 吸入ステロイド薬 | 108 |
| 吸入麻酔法 | 67 |
| 凝固系 | 101 |
| 強心薬 | 84 |
| 局所麻酔 | 81 |
| 去痰薬 | 106 |
| 禁忌 | 12 |
| 筋固縮 | 62 |
| 筋弛緩 | 63 |
| 筋弛緩薬 | 80 |
| 筋肉注射 | 31 |
| クエン酸第一鉄ナトリウム | 100 |
| クエン酸ナトリウム | 103 |
| クエン酸マグネシウム | 114 |
| 薬の形態 | 30 |
| グラケー | 127 |
| クラルファート | 112 |
| クリスマス因子 | 102 |
| クリノリル | 146 |

151

グルクロン酸抱合…………………………22
グルコバイ………………………………121
グルタチオン抱合…………………………22
クレチン症………………………………123
クロモグリク酸…………………………107
クロモグリク酸ナトリウム……………142
クロラムフェニコール…………131, 133
経口投与……………………………………24
ケイツー…………………………………129
外科的麻酔期………………………………66
劇薬…………………………………………10
下剤………………………………………115
化粧品…………………………………………9
血液－ガス分配係数………………………66
血液-脳関門……………………………22, 53
血液凝固…………………………………101
血液透析……………………………………92
結核菌……………………………………107
血管強化薬………………………………102
結合型………………………………………21
結合型エストロゲン……………………127
血小板………………………………………98
血小板凝集阻止薬………………………103
血中濃度モニタリング……………………30
血糖値……………………………………118
血友病……………………………………102
ケトン体…………………………………119
原因療法……………………………………11
ゲンタマイシン…………………………132
コアテック…………………………………86
高LDLコレステロール血症………………95
抗アドレナリン薬…………………………74
抗うつ薬……………………………………55
交感神経……………………………………71
抗凝血薬…………………………………102
抗菌スペクトル…………………………131
口腔内崩壊錠………………………………31
高血圧症……………………………………90
抗原・抗体反応……………………16, 140
抗コリンエステラーゼ薬…………………73
抗コリン薬……………………………67, 72
抗コリン作用………………………………56
抗コリン作用薬…………………………108
高コレステロール血症……………………95
甲状腺機能亢進症………………………122
甲状腺刺激ホルモン……………………123
甲状腺刺激ホルモン放出ホルモン……122

甲状腺ホルモン…………………………122
抗精神病薬…………………………………55
向精神薬……………………………………55
抗生物質……………………………………36
酵素誘導……………………………………41
抗体製剤…………………………………139
抗てんかん薬………………………………60
高トリグリセリド血症……………………95
抗不安薬……………………………………57
抗不整脈薬…………………………………89
抗プラスミン薬…………………………102
興奮期………………………………………66
硬膜外麻酔…………………………………81
コカイン……………………………………82
呼吸………………………………………105
国民皆保険制度……………………………45
骨吸収……………………………………125
骨形成……………………………………125
骨粗鬆症…………………………………126
コリンアセチルトランスフェラーゼ……72
コリンエステラーゼ………………………73
コリン作動薬………………………………72
コルチコステロイド……………………101
コルチコステロン………………………145
コルチゾル………………………………145
コンプライアンス…………………………27

## さ

サイアザイド………………………………92
サイクリックAMP…………………………74
剤形…………………………………………30
最小肺胞濃度………………………………66
最小発育阻止濃度………………………132
再生医療等製品………………………………9
サイトカイン………………………………16
サイトテック……………………………112
再分極………………………………………54
細胞増殖標的型抗癌薬…………………136
酢酸トコフェロール……………………129
坐剤…………………………………………31
ザジテン…………………………………142
殺菌作用…………………………………132
殺菌薬……………………………………117
作動薬………………………………………18
作用持続性…………………………………58
サルタノール……………………………108
サルブタモール…………………………108

| | | | |
|---|---|---|---|
| サルブタモール | 75 | 消化酵素 | 109 |
| ザロンチン | 61 | 消化性潰瘍 | 109 |
| 酸化マグネシウム | 14, 111 | 笑気 | 67 |
| 三環系抗うつ薬 | 56 | 錠剤 | 30 |
| 散剤 | 30 | 脂溶性ビタミン | 127 |
| ザンタック | 141 | 小脳 | 50 |
| サンピロ | 73 | 商品名 | 12 |
| ジアゼパム | 57, 67 | 小発作 | 61 |
| シアノコバラミン | 100 | 静脈注射 | 31 |
| ジェームズ・シンプソン | 67 | 静脈内麻酔法 | 67 |
| ジオクチル製剤 | 114 | 初回通過効果 | 33 |
| 四環系抗うつ薬 | 56 | 食後 | 35 |
| ジギタリス | 8, 84 | 食事療法 | 11 |
| ジギタリス中毒 | 85 | 食前 | 34 |
| ジギトキシン | 84 | 食直前 | 34 |
| シクロオキシゲナーゼ | 69, 144 | 植物アルカロイド | 137 |
| シクロスポリン | 101 | 食間 | 35 |
| ジクロフェナクナトリウム | 145 | 徐放剤 | 30 |
| 刺激性下剤 | 114 | 処方せん | 9 |
| ジゴキシン | 84 | 徐脈 | 88 |
| 止瀉薬 | 116 | 自律神経 | 48 |
| 市場後調査 | 39 | 自律神経系 | 70 |
| ジスキネジア | 55 | ジルチアゼム | 89 |
| 静菌作用 | 132 | 心筋の酸素消費量 | 88 |
| システイン誘導体 | 106 | 神経系 | 15 |
| 姿勢反射障害 | 62 | 神経細胞 | 15 |
| 持続催眠薬 | 58 | 人工ペースメーカー | 83 |
| ジソピラミド | 89 | 浸潤性下剤 | 114 |
| 湿布 | 31 | 浸潤麻酔 | 81 |
| 指定薬物 | 9 | 振戦 | 62 |
| シナプス | 15 | 身体的依存 | 46 |
| ジピリダモール | 87 | シンバスタチン | 96 |
| ジフェンヒドラミン | 141 | 心不全 | 83 |
| 脂肪乳液 | 34 | シンメトレル | 62 |
| 脂肪分解酵素 | 110 | 水酸化アルミニウム | 111 |
| シメチジン | 141 | 水酸化マグネシウム | 111 |
| ジモルホラミン | 108 | 錐体外路系障害 | 62 |
| 重症筋無力症 | 73 | 水溶性ビタミン | 127 |
| 就寝前 | 35 | スキサメトニウム | 80 |
| 収れん薬 | 116 | スコポラミン | 67 |
| 熟眠障害 | 58 | 鈴木梅太郎 | 129 |
| 熟眠薬 | 58 | スタチン系 | 97 |
| 主作用 | 44 | スチュアート・ブラウアー因子 | 102 |
| 腫脹 | 142 | ステロイド性抗炎症薬 | 144 |
| 腫瘍壊死因子 | 17 | ストレプトマイシン | 132 |
| 受容体 | 17 | スピノクラクトン | 125 |
| 上位ホルモン | 16 | スピノラクトン | 92 |

153

| | |
|---|---|
| スフォスフォネート製剤 | 126 |
| スリンダク | 146 |
| スルホニル尿素系薬剤 | 120 |
| 精神的依存 | 46 |
| 精神療法 | 11 |
| 生体利用率 | 25 |
| 脊髄 | 50 |
| 脊髄神経 | 48 |
| 脊髄麻酔 | 81 |
| セクレチン | 111 |
| 舌下剤 | 30 |
| 赤血球 | 98 |
| セフェム系抗生物質 | 132 |
| セルシン | 67 |
| セルベックス | 112 |
| セロケン | 76 |
| セロトニン | 17 |
| セロトニン系 | 55 |
| 線条体 | 61 |
| 全身麻酔薬 | 63 |
| 選択作用 | 44 |
| センナ | 115 |
| センノシド | 115 |
| 線溶系 | 101 |
| 相加作用 | 36 |
| 相互作用 | 36 |
| 相乗作用 | 36 |
| 組織プラスミノーゲンアクチベータ | 103 |
| ソセゴン | 67 |
| 速効性作用 | 34 |
| ソマトスタチン | 111 |
| ソリブジン | 43 |
| ゾルピデム | 58 |

## た

| | |
|---|---|
| 第1相反応 | 22 |
| 第2相反応 | 22 |
| ダイオウ | 115 |
| 代謝拮抗薬 | 137 |
| 対症療法 | 11 |
| 耐性菌 | 37, 134 |
| 体性神経 | 48, 78 |
| 体性神経系 | 70 |
| 体内動態 | 20 |
| 大脳 | 49 |
| 胎盤関門 | 22 |
| 大発作 | 61 |

| | |
|---|---|
| タガメット | 141 |
| タキフィラキシー | 76 |
| 脱カルシウム薬 | 103 |
| 脱分極 | 54 |
| ダブルブラインドテスト | 28 |
| タムスロシン | 76 |
| タモキシフェン | 137 |
| 炭酸水素ナトリウム | 111 |
| タンナルビン | 116 |
| タンニン酸アルブミン | 116 |
| 蛋白質分解酵素 | 109 |
| チアジド | 92 |
| チアマゾール | 124 |
| 遅効性作用 | 34 |
| 致死量 | 26 |
| チトクロームP450 | 22 |
| 遅発性ジスキネジア | 62 |
| 中心静脈注射 | 32 |
| 中枢神経作用薬 | 49 |
| 中枢神経抑制薬 | 105 |
| 中断型睡眠障害 | 58 |
| 中毒学 | 14 |
| 中毒期 | 66 |
| 中毒量 | 26 |
| 腸管運動抑制薬 | 116 |
| 腸溶剤 | 30 |
| 直接作用 | 21 |
| 直腸刺激剤 | 115 |
| チョコラA | 129 |
| チラーヂンS | 125 |
| 治療係数 | 29 |
| チロナミン | 125 |
| 鎮痛薬 | 63 |
| 痛覚過敏 | 142 |
| 次硝酸ビスマス | 116 |
| 低HDLコレステロール血症 | 95 |
| ティー・ハーフ | 25 |
| 低分子酵素阻害薬 | 139 |
| テオドール | 133 |
| テオフィリン | 133 |
| テオロング | 133 |
| 適応 | 12 |
| デタントール | 76 |
| 鉄欠乏性貧血 | 100 |
| 鉄剤 | 100 |
| テトラサイクリン系抗生物質 | 131, 134 |
| テトラミド | 56 |

| | |
|---|---|
| テノーミン | 93 |
| デノパミン | 85 |
| テプレノン | 112 |
| テルブタリン | 75 |
| 電解質輸液 | 34 |
| てんかん | 60 |
| 点眼剤 | 31 |
| 伝達麻酔 | 81 |
| 点滴静脈注射 | 32 |
| 点鼻剤 | 31 |
| 添付文書 | 11 |
| 点耳剤 | 31 |
| 糖衣剤 | 30 |
| 糖液 | 34 |
| 統合失調症 | 55 |
| 透析 | 92 |
| 動脈注射 | 32 |
| ドキサプラム | 108 |
| ドキシサイクリン | 134 |
| 毒薬 | 10 |
| ドパミン | 55, 85 |
| ドパミン受容体遮断薬 | 55 |
| ドブタミン | 75, 85 |
| ドブトレックス | 75, 85 |
| トフラニール | 56 |
| トブラマイシン | 132 |
| トラネキサム酸 | 102 |
| トランサミン | 102 |
| トランデート | 76 |
| トリアゾラム | 58 |
| トリアムテレン | 92 |
| トリクロルメチアジド | 92 |
| トリテレン | 92 |
| トリプシン | 109 |
| トリプタノール | 56 |
| トリヘキシフェニジル | 63 |
| トリヨードサイロニン | 123 |
| トローチ剤 | 31 |
| トロンビン | 102 |
| トロンボキサン | 17 |
| トロンボプラスチン | 102 |
| 頓服薬 | 35 |

## な

| | |
|---|---|
| ナイアシン | 128 |
| 内呼吸 | 105 |
| 内臓痛 | 65 |

| | |
|---|---|
| 内分泌系 | 15 |
| ナロキソン | 108 |
| ニカルジピン | 94 |
| ニコチン型 | 72 |
| ニコチン酸製剤 | 96 |
| 二重盲検法 | 28 |
| 日本薬局方 | 9 |
| ニトログリセリン | 87 |
| ニトロペン | 87 |
| ニフェジピン | 94 |
| ニューキノロン系抗生物質 | 37 |
| 乳酸菌製剤 | 117 |
| 入眠障害 | 58 |
| 入眠薬 | 58 |
| ニューロタン | 94 |
| ニューロン | 15 |
| ニューロン遮断薬 | 77 |
| 塗り薬 | 31 |
| ネオーラル | 101 |
| ネフローゼ症候群 | 92 |
| ネフロン | 90 |
| 脳幹 | 50 |
| 脳神経 | 48 |
| ノルアドレナリン | 55, 73 |
| ノルバデックス | 137 |
| ノンレム睡眠 | 60 |

## は

| | |
|---|---|
| パーキンソン症候群 | 55, 62 |
| パーキンソン病 | 61 |
| パーロデル | 62 |
| バイアスピリン | 68, 145 |
| バイアル | 32 |
| 肺炎 | 107 |
| バイオアベイラビリティー | 25 |
| 配合禁忌 | 36 |
| 肺循環 | 83 |
| パウル・エールリッヒ | 53 |
| バセドウ病 | 122 |
| バッカル錠 | 30 |
| 白血球 | 98 |
| 発赤 | 142 |
| 発熱 | 142 |
| 華岡清州 | 67 |
| バランス麻酔 | 68 |
| バリー・マーシャル | 112 |
| バルコーゼ | 114 |

| | | | | |
|---|---|---|---|---|
| ハルシオン | 58 | フィブリノーゲン製剤 | 102 |
| パルチミン酸レチノール | 129 | フィブリン | 99 |
| ハルナール | 76 | フェニトイン | 61 |
| ハルナックの換算表 | 28 | フェロ・グラデュメット | 100 |
| 半減期 | 25 | フェロベリンA | 117 |
| ピオグリタゾン | 120 | フェロミア | 100 |
| ビオフェルミン | 117 | 不応期と不整脈 | 89 |
| 皮下注射 | 31 | フォリアミン | 100 |
| ビグアナイド系薬剤 | 120 | 副交感神経 | 71 |
| ピコスルファートナトリウム | 115 | 副作用 | 44 |
| ヒスタミン | 17 | 腹膜透析 | 92 |
| 非ステロイド性抗炎症薬 | 145 | 浮腫 | 84 |
| 非選択作用 | 44 | ブスコパン | 116 |
| ビソルボン | 106 | ブチルスコポラミン | 116 |
| ビタミン | 118 | 普通薬 | 10 |
| ビタミンA | 129 | 物理療法 | 11 |
| ビタミンB | 127 | ブナゾシン | 76 |
| ビタミン$B_1$ | 128 | ブピバカイン | 82 |
| ビタミン$B_{12}$ | 100, 128 | フマル酸ケトチフェン | 142 |
| ビタミン$B_2$ | 128 | 不眠症 | 58 |
| ビタミン$B_6$ | 128 | ブラジキニン | 17 |
| ビタミンC | 128 | プラスミン | 102 |
| ビタミンD | 129 | プラセボ効果 | 28 |
| ビタミンE | 129 | プラゾシン | 76 |
| ビタミンK | 127, 129 | プラバスタチン | 96 |
| 非定型好酸菌症 | 107 | フリードリッヒ・ゼルチュルナー | 8, 68 |
| ヒトインスリン製剤 | 119 | ブリカニール | 75 |
| ヒドロクロロチアジド | 92 | フルイトラン | 92 |
| 皮内注射 | 31 | プルゼニド | 115 |
| ビフィズス菌製剤 | 117 | ブレオマイシン | 136 |
| 皮膚反応 | 45 | プレカリクレイン | 102 |
| ビブラマイシン | 134 | プレドニゾロン | 101 |
| ビペリデン | 63 | プレドニン | 101 |
| 表面麻酔 | 81 | プレマリン | 127 |
| ピリドンカルボン | 38 | プロカテロール | 108 |
| ピレンゼピン | 111 | プロスタグランジン | 68, 142 |
| ピロカルピン | 73 | プロスタグランジン(PG) | 17 |
| ビンクリスチン | 137 | プロスタグランジン(PG)製剤 | 112 |
| 貧血 | 99 | プロスタグランジン類 | 143 |
| ピンドロール | 76, 87 | プロセキソール | 127 |
| ビンブラスチン | 137 | フロセミド | 92 |
| 頻脈 | 88 | プロタノール | 75 |
| ファモチジン | 141 | ブロチゾラム | 58 |
| フィードバック機構 | 16 | プロドラッグ | 22 |
| フィトナジオン($K_1$) | 129 | プロトンポンプ阻害薬 | 110 |
| フィブラート系 | 96 | プロパジール | 124 |
| フィブリノーゲン | 99 | プロピルチオウラシル | 124 |

| | | | |
|---|---|---|---|
| プロブコール | 96 | 麻酔の3要素 | 63 |
| プロブコール類 | 96 | 末梢神経系 | 70 |
| プロプラノロール | 76, 87, 89 | 末梢性鎮咳薬 | 106 |
| プロブロレス | 94 | 麻薬 | 10 |
| ブロモクリプチン | 62 | 麻薬性鎮痛薬 | 68 |
| 分子標的薬 | 139 | マルターゼ | 110 |
| ベイスン | 121 | マレイン酸クロルフェニラミン | 141 |
| ベクロニウム | 80 | ミアンセリン | 56 |
| ベサコリン | 73 | ミクロゾームエタノール酸化酵素 | 40 |
| ベタネコール | 73 | ミソプロストール | 112 |
| ペニシリンアレルギー | 132 | ミニプレス | 76 |
| ペニシリン系抗生物質 | 132 | ミノサイクリン | 134 |
| ベネトリン | 75 | ミノマイシン | 134 |
| ヘパリン | 103 | ミルリーラ | 86 |
| ペプシン | 109 | ミルリノン | 86 |
| ペプチド | 68 | 無意識 | 63 |
| ベラパミル | 89 | むくみ | 84 |
| ヘリコバクター・ピロリ | 109 | 無効量 | 26 |
| ペルサンチン | 87 | ムコダイン | 106 |
| ベルジビン | 9 | ムスカリン型 | 72 |
| ヘルベッサー | 89 | ムスカリン受容体拮抗薬 | 110 |
| ベンセラジド | 62 | 無痛 | 63 |
| ベンゾジアゼピン系 | 57 | 無痛期 | 66 |
| ペンタゾシン | 67 | 無動 | 62 |
| 便秘 | 113 | メジャー・トランキライザー | 55 |
| ヘンリー・H・デイル | 72 | メチルドパ | 77 |
| 放射性ヨード | 123 | メトプロロール | 76 |
| 膨張性下剤 | 114 | メナテトレノン | 127, 129 |
| ボーン・ウイリアムス分類 | 89 | メナテトレノン（$K_2$） | 129 |
| ボグリボース | 121 | メバロチン | 96 |
| 補酵素 | 127 | メフェナム酸 | 146 |
| 補充療法 | 11 | メプチン | 108 |
| ホスホジエステラーゼ | 86 | メルカゾール | 124 |
| ボトル | 32 | 免疫 | 140 |
| ホメオスタシス | 14 | 免疫系 | 16 |
| ポララミン | 141 | 免疫反応とアレルギー | 140 |
| ボルタレン | 145 | 免疫抑制阻害薬 | 139 |
| ホルモン | 15, 118 | モートン | 67 |
| ホルモン系薬剤 | 137 | モルヒネ | 67 |
| ポンタール | 146 | | |

## ま

| | | | |
|---|---|---|---|
| マーカイン | 82 |
| マイスリー | 58 |
| マグコロール | 114 |
| マクロライド系抗生物質 | 131, 133 |
| 麻酔前与薬 | 67 |

## や

| | | | |
|---|---|
| 薬物アレルギー | 45 |
| 薬物依存 | 45 |
| 薬物受容体 | 17 |
| 薬物相互作用 | 36 |
| 薬物代謝 | 22 |
| 薬物代謝酵素 | 22 |

| | |
|---|---|
| 薬物の吸収 | 20 |
| 薬物の体内動態 | 20 |
| 薬物の排泄 | 23 |
| 薬用量 | 26 |
| 薬価基準制度 | 45 |
| 薬価差 | 45 |
| 薬力学 | 14 |
| ヤングの式 | 26 |
| 有害作用 | 44 |
| 有効量 | 26 |
| 遊離型 | 21 |
| 輸液 | 34 |
| 輸血用チトラミン | 103 |
| ユベラ | 129 |
| 葉酸 | 100 |
| 陽性症状 | 55 |
| 用量－反応曲線 | 29 |
| 予防療法 | 11 |

## ら

| | |
|---|---|
| ライ症候群 | 146 |
| ラキソベロン | 115 |
| ラクトミン製剤 | 117 |
| ラシックス | 92 |
| ラックビー | 117 |
| ラニチジン | 141 |
| ラベタロール | 76 |
| ランゲルハンス島 | 118 |
| リオチロニンナトリウム | 125 |
| リスモダン | 89 |
| リドカイン | 82, 89 |
| リパーゼ | 110 |
| リファジン | 131 |
| リファンピシン | 131 |
| リポバス | 96 |
| 硫酸鉄 | 100 |
| リュープリン | 137 |
| リュープロレリン | 137 |
| 良性腫瘍 | 135 |
| 緑内障 | 73 |
| リン酸コデイン | 105 |
| 臨床薬理学 | 14 |
| リンパ球 | 16 |
| レスタミン | 141 |
| レセルピン | 77 |
| レチノール | 129 |
| レニベース | 93 |

| | |
|---|---|
| レニン | 91 |
| レバロルファン | 108 |
| レボチロキシンナトリウム | 125 |
| レボドパ | 62 |
| レム睡眠 | 60 |
| レンドルミン | 58 |
| 連用 | 45 |
| ロイコトリエン | 17, 142 |
| 労作狭心症 | 86 |
| ロートエキス | 116 |
| ロカイン | 82 |
| ロカルトロール | 129 |
| ロキソニン | 68, 146 |
| ロキソプロフェン | 68 |
| ロキソプロフェンナトリウム | 146 |
| ロサルタン | 94 |
| ロビン・ウォレン | 112 |
| ロペミン | 116 |
| ロラゼパム | 57 |
| ロレルコ | 96 |

## わ

| | |
|---|---|
| ワソラン | 89 |
| ワルファリン | 39, 102 |

看護のための スラスラわかる
# 薬のメカニズム

| 監　修 | 鈴木正彦 |
|---|---|
| 発行人 | 中村雅彦 |
| 発行所 | 株式会社サイオ出版 |

〒101-0054

東京都千代田区神田錦町 3-6　錦町スクウェアビル７階

TEL 03-3518-9434　　FAX 03-3518-9435

| カバーデザイン | Anjelico |
|---|---|
| DTP | 株式会社メデューム |
| 本文イラスト | 黒はむ、日本グラフィックス |
| 印刷・製本 | 株式会社朝陽会 |

2019 年 8 月 5 日　　第 1 版第 1 刷発行　　ISBN 978-4-907176-78-5　　Ⓒ Masahiko Suzuki

●ショメイ：カンゴノタメノスラスラワカルクスリノメカニズム

乱丁本、落丁本はお取り替えします。

本書の無断転載、複製、頒布、公衆送信、翻訳、翻案などを
禁じます。本書に掲載する著者物の複製権、翻訳権、上映
権、譲渡権、公衆送信権、通信可能化権は、株式会社サイ
オ出版が管理します。本書を代行業者など第三者に依頼
し、スキャニングやデジタル化することは、個人や家庭
内利用であっても、著作権上、認められておりません。

JCOPY ＜出版者著作権管理機構 委託出版物＞

本書の無断複製は著作権法上での例外を除き禁じられています。複製される
場合は、そのつど事前に、出版者著作権管理機構（電話 03-5244-5088、FAX
03-5244-5089、e-mail: info@jcopy.or.jp）の許諾を得てください。